京
NEW WCDP
新文京開發出版股份有限公司
新世紀 · 新視野 · 新文京 — 精選教科書 · 考試用書 · 專業參考書

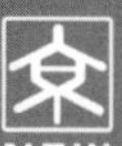

New Wun Ching Developmental Publishing Co., Ltd.

New Age · New Choice · The Best Selected Educational Publications — NEW WCDP

流行病學

第10版
TENTH EDITION

EPIDEMIOLOGY

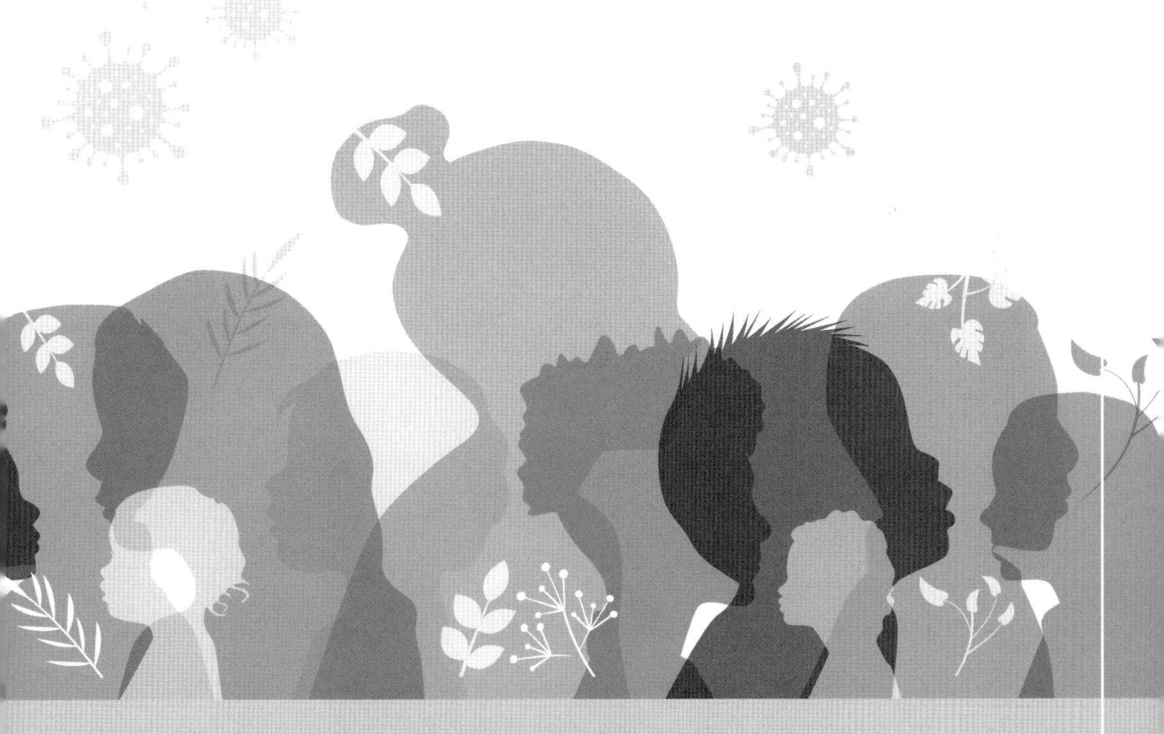

黃彬芳　陳美伶 ——— 編著

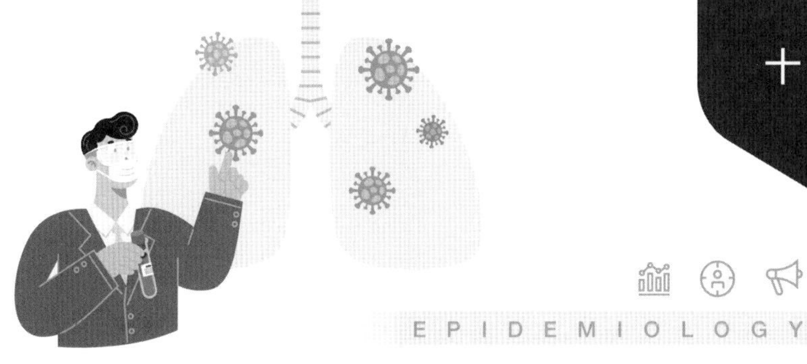

十版序

本書是為初學及中階流行病學習者而編寫的教材，以深入淺出的敘述方式對基本的流行病學原理、研究設計及測量指標作一系列精簡的介紹，並藉由習題演練讓讀者對其內容有更進一步的認識與瞭解。

本書自出版以來，受到廣大的迴響與好評，為使讀者能有最完整的「流行病學」知識，廣納建言及統計數據之更新，增訂為第十版。**第十版除了更新國內生命統計相關數據外**，包括：2022年國人十大死因、內政部人口統計及行政院衛生福利部的生命統計資料、臺灣地區新冠肺炎(COVID-19)每日變化趨勢與國際比較、時間分層病例交叉研究設計、時間序列研究設計及如何利用多變數邏輯式回歸、條件式邏輯式回歸、波瓦松回歸、存活率分析等控制多個干擾因子等。

本書得以順利完成，首先要感謝美國約翰霍普金斯大學公共衛生學院流行病學研究所(Department of Epidemiology, Bloomberg School of Public Health, Johns Hopkins University, USA) 指導教授Jouni Jaakkola老師，目前於芬蘭歐陸大學健康科學研究所擔任流行病學教授兼環境與呼吸健康研究中心(Center for Environmental and Respiratory Health Research, University of Oulu, FINLAND)主任，在我博士生四年的生涯中，除了嚴格紮實的訓練外，亦師亦友不斷的督促與鼓勵，使我對流行病學有更深入的瞭解，進而有機會應用流行病學的方法於北歐挪威進行飲水中加氯與胎兒生殖缺陷之相關研究並發表於**美國流行病學雜誌**(American Journal of Epidemiology)上。

其次要感謝國立陽明大學環境衛生研究所，我的碩士班指導教授張武修老師，在其用心指導下，有幸參與低劑量游離輻射效應：對臺灣地區鋼筋輻射汙染住戶之研究，利用分子流行病學的方法針對受暴露居民進行健康效應評估獲得初步結果，並發表於國際知名的醫學雜誌－**刺胳針**(Lancet)，以及中國醫藥大學公共衛生學系練智慧老師、國立陽明大學公共衛生研究所周碧瑟老師與黃嵩立老師在流行病學上的啟蒙與教導，使我受益匪淺並奠下很好的流行病學基礎；更要感謝中國醫藥大學洪校長明奇、中央研究院李院士文華（中國醫藥大學前校長）、亞洲大學吳副校長聰能、中國醫藥大學賴前副校長俊雄及國立成功大學環境醫學研究所蔡特聘教授朋枝（中國醫藥大學公共衛生學院前院長）的栽培與提攜，與我的最佳伴侶－美伶寶貴意見的提供以及新文京開發出版股份有限公司編輯部的整編建議與校對，讓我能如期順利修訂完成本書。

最後，要感謝我最親愛的兒子－盟閔、爸爸、媽媽、岳父、岳母、姊姊、姊夫、妹妹，有您們在精神上的支持與鼓勵，使我無後顧之憂的完成我的拙作，在此向您們致上最誠摯的謝意。更要感謝各位老師的推薦及所有讀者熱烈的支持，讓本書十版得以誕生。然拙作膚淺謬誤在所難免，祈望各界不吝指正。

謹以此

獻給我最親愛的師長、家人及所有陪我走過的朋友

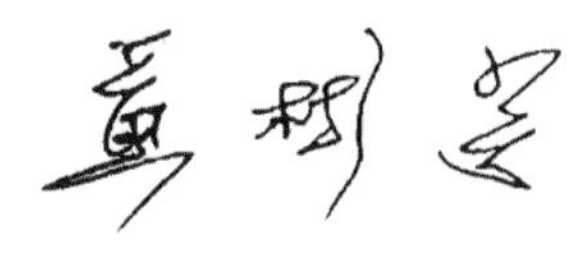

謹識

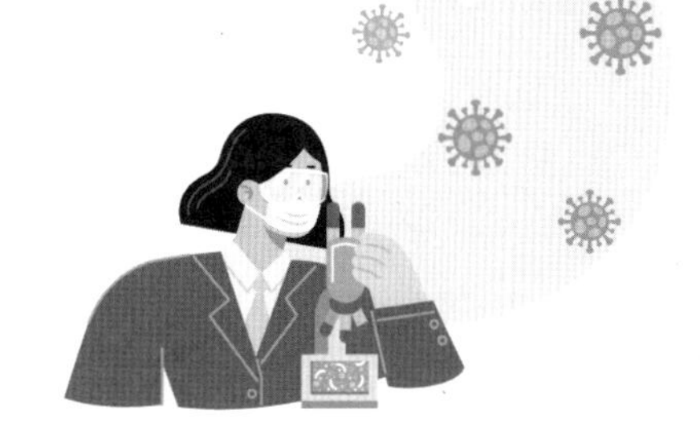

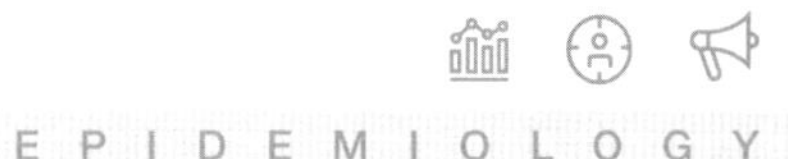

黃彬芳

學 歷

- 美國約翰霍普金斯大學公共衛生學院流行病學博士
- 國立陽明大學醫學院公共衛生研究所碩士
- 中國醫藥學院公共衛生學系學士

經 歷

- 中國醫藥大學教務長
- 中國醫藥大學研究生事務長
- 中國醫藥大學公共衛生學院職業安全與衛生學系暨碩士班、碩士在職專班專任教授兼系主任
- 國立成功大學醫學院環境醫學研究所兼任助理教授、副教授
- 亞洲大學醫學院合聘教授
- 芬蘭歐陸大學健康科學研究所訪問學者
- 英國伯明罕大學環境與職業衛生研究所訪問學者
- 芬蘭赫爾辛基大學博士研究
- 瑞典諾第公共衛生學院助教
- 美國約翰霍普金斯大學公共衛生學院流行病學與生物統計學暑期研究班助教

現 任

- 中國醫藥大學公共衛生學院職業安全與衛生學系暨碩士班、碩士在職專班專任教授
- 中國醫藥大學公共衛生學院院長
- 中國醫藥大學公共衛生學院公共衛生大一不分系主任
- 中國醫藥大學公共衛生學院國際公共衛生學程主任

陳美伶

學 歷

- 美國斯伯丁大學英語教育博士
- 國立師範大學社會教育系輔修英語學士

經 歷

- 弘光科技大學應用英語系系主任
- 致遠管理學院應用英語學系專任助理教授、系主任
- 致遠管理學院圖書館館長

現 任

- 弘光科技大學國際溝通英語系專任副教授

目 錄

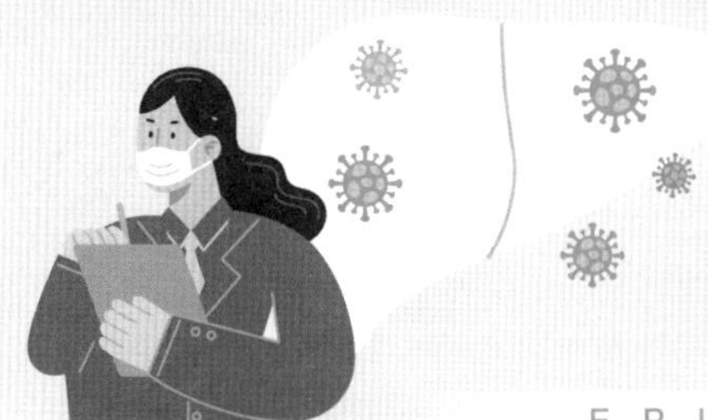
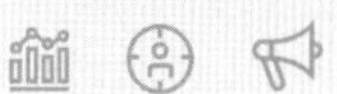
EPIDEMIOLOGY

CONTENTS

CHAPTER
08

CHAPTER
09

CHAPTER
10

CONTENTS

EPIDEMIOLOGY

CHAPTER 01 緒　論

1-1　流行病學的基本概念

1-2　流行病學的目的

1-3　流行病學的分類

1-4　早期流行病學觀察的重大貢獻

1-5　疾病的自然史及其預防措施

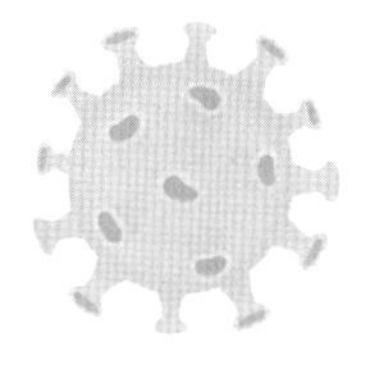

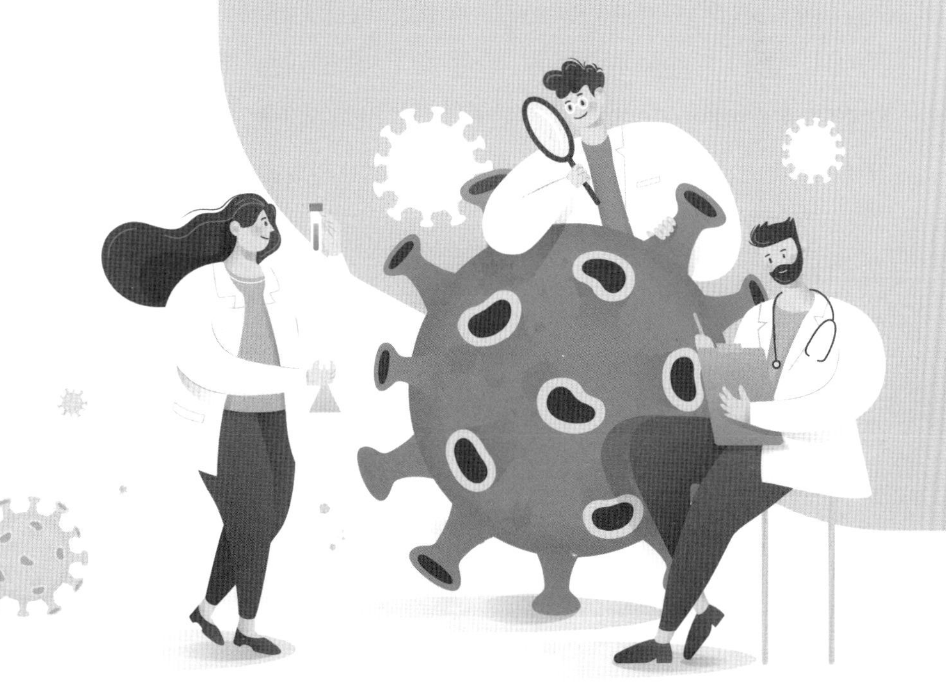

學習目標 OBJECTIVES

1. 瞭解流行病學的基本概念及其目的。
2. 應用疾病的自然史，以三段五級的方式採取有效的的預防措施。
3. 瞭解早期流行病學對公共衛生的重要貢獻。

前言 FOREWORD

本章將介紹流行病學的基本意涵、流行病學的目的及其應用，並透過早期以流行病學的方法解決人類健康問題的實例來說明流行病學的重要性及對公共衛生的重大貢獻使讀者對流行病學有初步的認識。

1-1 流行病學的基本概念

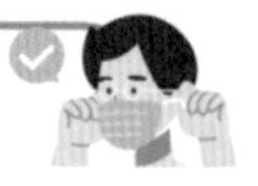

一、流行病學的定義

流行病學(epidemiology)是研究疾病如何分佈及其影響或決定因素的一門學科。epidemiology 一字源自希臘文，即 epi(among)＋demos (people)＋logos(doctrine)，是指研究一群人的一種學問。為什麼某種疾病發生在某些人的身上而其他人卻不受其影響？我們可說流行病學是一種疾病或不健康的情形，非隨機的分佈在一群人中。一般來說，我們每個人都具有某種特質會使我們感染到各種不同的疾病或保護我們免於生病，這些特質可能主要來自於遺傳或是暴露在某些環境中危險因子所造成的結果，因此廣義的流行病學是：**研究疾病在一群人的分佈及其決定因素的一門學問以及如何應用此學科來控制健康問題。**

二、相關名詞解釋

1. **流行(epidemic)**：某種疾病在某一地區的病例數超過正常的期望值。
2. **地方性(endemic)**：某種疾病在某一地區會經常發生，即地方性疾病，如臺灣的烏腳病集中在臺南學甲及北門一帶。
3. **大流行(pandemic)**：指全球性的流行，如流行性感冒或嚴重急性呼吸道症候群（severe acute respiratory syndrome；以下簡稱SARS）流行於兩個以上的國家。

1-2 流行病學的目的

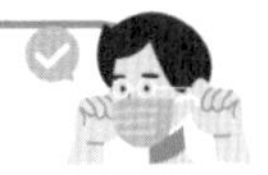

1. **找出疾病的病因或可能的危險因子**：我們想要知道疾病如何從一個人傳染給另一個人或從非人類的宿主傳染到人的身上，我們最終的目的是要設法降低疾病的發病率及其死亡率，如果我們可找出疾病的危險因子，減少或避免這些暴露，我們就可有效的預防或減低疾病的發生。
2. **決定所發現疾病在一個社區的範圍**：一個社區疾病所造成的社會負擔是什麼？如疾病的盛行率，這是衛生單位所應關心的問題。
3. **研究疾病的自然史及其癒後**：很明顯的，某些特定疾病是比其他疾病嚴重，有些人可能很快就死亡，但有些人可能會有較長或較短的存活時間，我們可透過量化的方式來瞭解新的治療方法是否會影響疾病的自然史或癒後，以確認該法是否有顯著的效果。
4. **評估新的預防措施和治療方法以及新的健康照護模式是否合適**：例如限制病人最高的住院日數是否會影響病人出院後的生活品質？

5. **提供政府制定有關環境問題的公共政策及決策的參考**：例如由電毯、電熱器所發射出的電磁波可能會危害到人類的健康，大氣中的臭氧或微粒會引起急性或慢性的呼吸道疾病。政府如何參考流行病學的研究，訂定一個足以保護民眾健康的標準是當務之急。

以臺灣十大死因為例，在光復初期以胃腸炎、肺炎、結核病等環境衛生條件不佳及傳染病流行所造成的死因居多，時至今日，2022年十大死因由惡性腫瘤位居榜首，依次為心臟疾病、嚴重特殊傳染性肺炎、肺炎、腦血管疾病、糖尿病、高血壓性疾病、事故傷害、慢性下呼吸道疾病、腎炎、腎徵候群及腎病變病（表 1-1）。根據衛生福利部(2023-06-12)發布的民國 111 年國人死因統計結果指出“民國 111 年死亡人數共計 20 萬 8,438 人，較民國 110 年增加 2 萬 4,266 人（增幅+13.2%），主要受 COVID-19 疫情及人口老化影響；死亡率（死亡人數除以年中人口數）為每十萬人口 893.8 人，增加 13.9%；以 WHO 2000 年世界人口結構調整後之標準化死亡率為每十萬人口 443.9 人，增加 9.5%”。

由上述十大死因的分析可看出多為癌症、慢性病且可能與環境與生活方式有密切的關聯，尤其是與空氣汙染、環境賀爾蒙、飲食攝取、生活壓力、缺乏運動有關，如惡性腫瘤、腦血管疾病、心血管疾病、糖尿病、肝病等。因此如何針對上述可能的危險因子，採取有效的預防措施，如進行汙染源頭管制降低空氣汙染，減少塑膠製品的使用，提倡健康飲食，推動社區健康營造計畫等，以促進國人健康，為當前公共衛生重要的課題。

1-3 流行病學的分類

大體而言，流行病學可分為描述流行病學及分析流行病學兩大類，描述流行病學是指在某一族群裡，按人、時、地描述其疾病的分佈情形；分析流行病學是指某一特殊族群疾病發生率的高低，探討其可能的病因。

表 1-1　2022 年十大死因

順位	死亡原因(ICD-10)	死亡人數	粗死亡率（每十萬人）	標準化死亡率(每十萬人)
1	惡性腫瘤(C00-C97)	51,927	222.7	116.0
2	心臟疾病（高血壓性疾病除外）(I01-I02.0, I05-I09, I20-I25, I27, I30-I52)	23,668	101.5	47.8
3	嚴重特殊傳染性肺炎(COVID-19) (U07.1)	14,667	62.9	28.6
4	肺炎(J12-J18)	14,320	61.4	26.3
5	腦血管疾病(I60-I69)	12,416	53.2	25.1
6	糖尿病(E10-E14)	12,289	52.7	24.7
7	高血壓性疾病(I10-I15)	8,720	37.4	16.3
8	事故傷害(V01-X59, Y85-Y86)	6,953	29.8	20.0
9	慢性下呼吸道疾病(J40-J47)	6,494	27.8	11.8
10	腎炎、腎徵候群及腎病變(N00-N07, N17-N19, N25-N27)	5,813	24.9	11.3

註：1. 死亡順位係依粗死亡率高低排序。
2. 標準化死亡率係以 2000 年 W.H.O.世界人口數為基準。
3. 2022 年年中人口數計 23,319,977 人，男性 11,538,916；女性 11,781,061 人。
資料來源：行政院衛生福利部(2023)。

流行病學常開始於描述性資料，例如許多年前，我們觀察到飲水中氟含量的多寡與其社區民眾齲齒的比率高低有關，亦即飲水中氟含量較高的社區，其民眾罹患齲齒的比率較低。因此我們可以假設飲水中加氟可能有預防齲齒的效果。但是否確實具有因果關係存在仍須透過分析型流行病學（實驗型研究）的方法加以驗證，我們可以選擇兩個社區分別作實驗，其中一個社區在飲水中加氟，而另外一個社區飲水中不加氟，比較其兩個社區民眾齲齒比率的高低，如果我們得到結果顯示，飲水中加氟社區民眾其罹患齲齒的比率遠較飲水中不加氟的社區民眾為低，我們便可進一步證實，飲水中加氟確實有預防齲齒的效果。

1-4 早期流行病學觀察的重大貢獻

Edward Jenner 於 1949 年出生，他在天花(small pox)的研究尤有特長，他觀察到，幫牛擠牛乳的年輕女工容易會有一種疾病稱為牛痘(cow pox)，之後，在天花流行期間，這些疾病並沒有發生在這些女工身上，雖然這些資料並非以隨機分派的實驗型研究為基礎。他便大膽的提出種牛痘可以預防天花，接著以 8 歲的小孩作牛痘疫苗的試驗，結果發現種完疫苗的 6 週後就具有預防天花的抵抗力，他這項牛痘疫苗的發明拯救了數百萬人。更重要的是在不知道何謂病毒及生物學不發達的時代，透過觀察型的研究，疫苗接種(vaccination)提供有效的預防措施。

John Snow 是 19 世紀時著名的麻醉學家，曾為維多利亞女皇小時候以氯仿進行麻醉，然而他最喜歡的還是有關霍亂(cholera)的流行病學研究。19 世紀中期時，霍亂在英國是最嚴重的公共衛生問題，當時 William Farr 提出所謂有毒的疾病理論(miasmatic theory)，根據這個理論，霍亂的發生可能是由毒氣所造成或藉由空氣傳遞，如果真的是這樣，我們可以預測住在低處的人由空氣傳染的機率較高，同時根據 Farr 的研究中發現，霍亂死亡率隨海平面的升高而降低，與他的假設是相當一致。然而 John Snow 並不同意，他認為霍亂的傳染是經由已受汙染的飲用水所造成，由於倫敦泰晤士河汙染得非常嚴重，其中有一個公司叫 Lambeth 將取水口改設至上游，以降低水的汙染。而其他公司卻沒有改變取水口，因此，Snow 推論居民飲用來自 Lambeth 公司的水因霍亂死亡的人數會遠少於其他公司。因此，根據此項觀察型的研究（表 1-2），他便大膽的提出霍亂可能與飲用已受汙染的水有關，為時至今日飲水中加氯的由來。

表 1-2 倫敦地區家戶霍亂死亡率

自來水公司	家戶數	霍亂死亡數	每千戶死亡率
Southwark and Vauxhall Co.	40,046	1,263	315
Lambeth Co.	26,107	98	38
倫敦其他地區	256,423	1,422	56

Data adapted from Snow J: One the mode of communication of cholera. *In* Snow on Cholera: A reprint of two papers by John Snow, M. D. New York, The commonwealth Fund, 1936.

1-5 疾病的自然史及其預防措施

一、疾病的自然史

流行病學主要目的是要找出具有高疾病危險因子的一群人，為什麼我們想要找出這些高危險群的人呢？第一，假如我們能找出這些人，我們就能夠找出其可能的病因或特徵並試著加以改變這些因素。

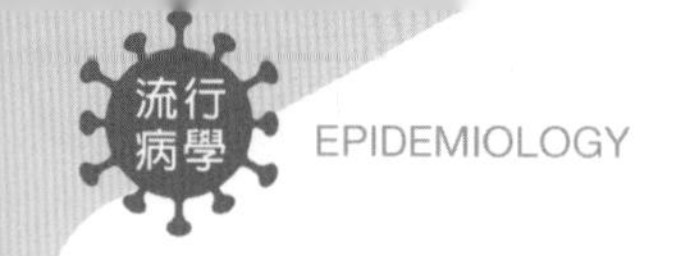

第二，假如我們可以找出高危險群的人，我們就能直接採取有效的預防措施，如利用篩檢的方法，早期發現病灶早期治療。

一般來說，每一種疾病皆有其自然的發展歷史，但常常很難明確的定出有病與沒病的分界點，但如果我們能將疾病的自然史作充分的瞭解後，便能針對某一個階段採取適當的預防與控制。

1. **易感染期**(stage of susceptibility)：這個階段通常指的是疾病尚未形成，但已有些可能的危險因子或某些因素易導致疾病產生，如性生活開始得較早、性對象較複雜等危險因子與子宮頸癌有關。
2. **症狀前期**(stage of presymptomatic disease)：指尚未有明顯的疾病症狀，但已有病理學上的變化，只是臨床症狀尚未出現而已。如子宮頸產生異型上皮。
3. **臨床期**(stage of clinical disease)：指臨床症狀已出現，如子宮頸已出現出血的情形。在這個階段中，亦可再細分為幾期，如一期癌、二期癌、三期癌。
4. **殘障期**(stage of disability)：疾病發展至臨床期之後，有的可能會痊癒，但有些可能會產生或多或少的後遺症或缺陷，而使病人遭受到殘障的危害。如子宮頸癌細胞已擴散至身體各個器官，造成肢體殘障或器官的功能降低。
5. **死亡**(death)：如果疾病持續惡化，遭受嚴重殘障的病人便可能死亡，如死於子宮頸癌。

二、疾病的預防措施

可分為三段五級來說明：

1. **第一段預防**(primary prevention)：用於易感染期，目的在於使其不發病，以預防疾病的產生，又可分為兩級：

(1) 促進健康：有健康的身心才能有足夠的能力來抵抗病原的侵襲，如營養的飲食、溫暖的衣物、衛生的居家環境、充分的休息、適當的娛樂及良好的生活習慣，都有助於健康的維護及疾病的預防。

(2) 特殊保護：例如我們可注射疫苗，使身體對疾病產生免疫力以抵抗病毒或細菌的入侵，又假設疾病是由環境所引起的，我們可以使人免於暴露在環境中的危險因子，就可預防疾病的發生。

第一段預防是我們最終極的目標，例如我們知道肺癌是可以預防的，假如我們能使原本吸菸的人戒菸，就可以減少 70~80%肺癌的產生。然而，雖然我們目標是要保護人類免於這些疾病，但我們常常沒有足夠的生物學、臨床以及流行病學資訊能有效地執行第一段預防。

2. **第二段預防(secondary prevention)**：用於症候前期及臨床期，我們可透過篩檢的方法，早期發現病灶早期適切治療。例如大部分乳癌女性患者可以經由乳房自我檢查或乳房攝影來早期發現乳癌以早期採取有效的治療。

3. **第三段預防(tertiary prevention)**：用於殘障期，依其目的亦可分為兩級：

(1) 限制殘障：使殘障的現象能很快的消失，恢復正當的作息而不至於產生嚴重的後遺症，如受傷肢體的物理復健治療即是其中的一種。

(2) 復健或避免死亡：使遭受永久殘障的病患能恢復其獨立自主的能力，對社會有所貢獻。

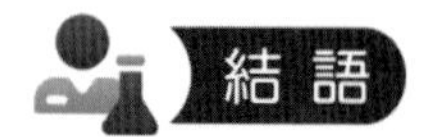

結語

預防和治療常常被誤認為是彼此獨立的，然而預防不但是整合公共衛生而且和臨床醫學構成密不可分的關係。醫師的角色是要去維持健康和治療疾病，流行病學可提供有效的預防措施配合臨床調查研究以有效的控制疾病的發生及病情的惡化。

EXERCISE

1. *Epidemic* means that a disease :
   a. Occurs clearly in excess of normal expectancy
   b. Is habitually present in human populations
   c. Affects a large number of countries simultaneously
   d. Exhibits a seasonal pattern
   e. Is prevalent among animals
2. Regulation of the tobacco industry in order to reduce lung cancer injury is an example of :
   a. Primary prevention program
   b. Secondary prevention program
   c. Tertiary prevention program
   d. Program to reduce case-fatality rates
   e. Surveillance program

1. 流行病意指疾病：
   a. 其發生超過正常期望值
   b. 在某些地區會經常出現
   c. 會同時影響好幾個國家
   d. 會隨季節而有不同的變化
   e. 是在動物才會發生的疾病
2. 管制菸的製造商以減低肺癌的發生是：
   a. 公共衛生第一段的預防策略
   b. 公共衛生第二段的預防策略
   c. 公共衛生第三段的預防策略
   d. 減少疾病致死率的策略
   e. 疾病監控策略

-MEMO-

EPIDEMIOLOGY

CHAPTER 02

急性傳染流行病學的調查

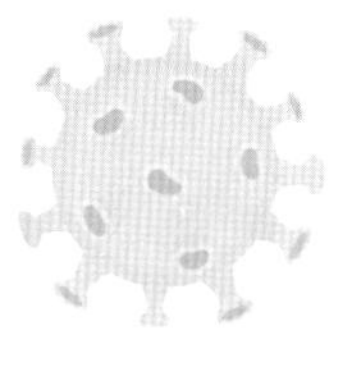

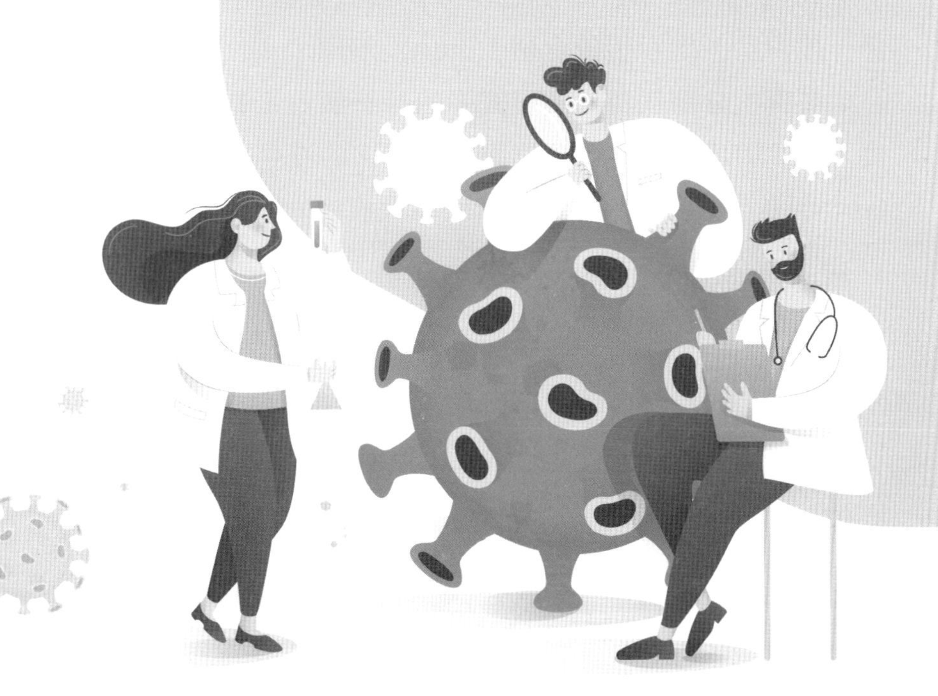

學習目標 OBJECTIVES

1. 瞭解疾病傳染的三角模式。
2. 瞭解何謂流行曲線及如何利用流行曲線判別流行的類型。
3. 瞭解急性傳染流行病的調查方式。

前言 FOREWORD

傳染流行病學為早期流行病學最關心的課題，本章將介紹傳染病的三角致病模式，同時讓讀者能夠學會如何繪製流行曲線，並利用流行曲線來判別流行的類型，同時利用疾病侵襲率來找出食物中毒事件中，其可能受汙染或有問題的食物。

2-1 疾病的傳染模式

流行病學家常常運用三角致病模式來說明疾病因子間的相互關係，如圖 2-1 所示，包含宿主(host)、病原(agent)及環境(environment)三大要素，分別代表三角模式中的每一個角，若其中任一要素產生變化，便會破壞原來平衡狀態而導致疾病的發生，而三大要素間的媒介(vector)亦會影響到模式的平衡而導致疾病的發生。

1. **宿主**(host)：宿主的特質包含年齡、性別、種族、宗教、生活習慣、職業、婚姻狀態、家庭背景及對疾病的免疫能力等。
2. **病原**(agent)：是指致病因子，包括生物性（細菌或病毒）、化學性（毒素、酒精或菸）、物理性（輻射、火或創傷）及營養過剩或缺乏。

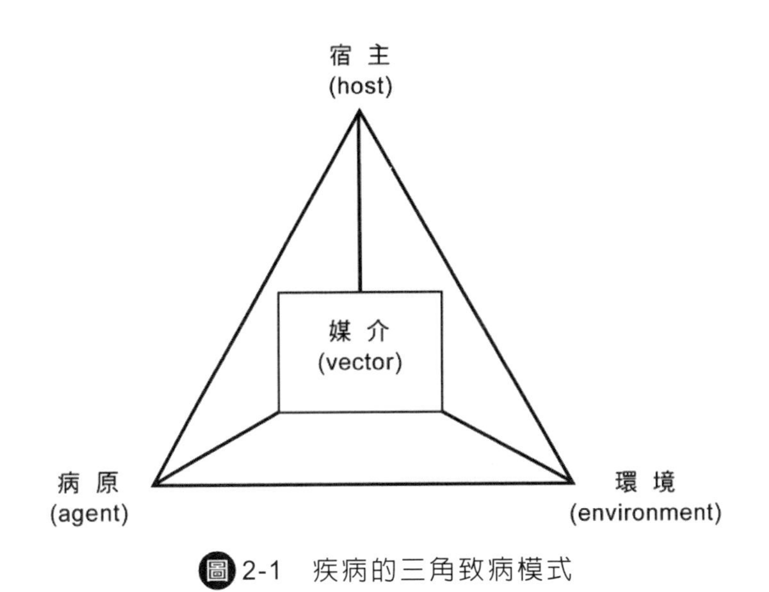

圖 2-1　疾病的三角致病模式

3. **環境**(environment)：環境的因子包含溫度、溼度、高度、擁擠程度、居住環境、飲水、食物、牛奶、輻射、空氣汙染及噪音等。
4. **媒介**(vector)：如蚊子、跳蚤、蝨子、蒼蠅等昆蟲，容易將病原傳染給宿主或與環境的因子形成交互作用。如登革熱的病媒蚊：埃及斑蚊及白線斑蚊，夏天在積水的容器中特別容易繁殖，藉由叮咬宿主傳染登革熱。

2-2 疾病傳染途徑

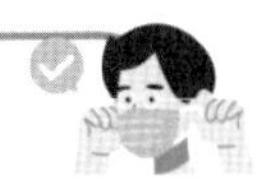

一、直接傳染

係指病原從被感染的宿主或傳染窩直接傳到另一個宿主，其傳染的方式包括：

1. 人跟人之間的直接接觸傳染，如 AIDS 容易透過接吻或性行為直接傳染、腸病毒易經由小朋友互相碰觸或撫摸傳染。

2. 咳嗽或打噴嚏時飛沫散播到另一位宿主的鼻黏膜，這種近距離的傳染亦屬於直接傳染，如流行性感冒易透過飛沫直接傳染。

二、間接傳染

1. **空氣傳染**：係指病原可附著於空氣中的懸浮微粒或飛沫微核傳播到下一個宿主體內。如肺結核容易透過咳嗽或打噴嚏所形成的飛沫微粒傳播給下一個人。
2. **媒介傳染**：如間接接觸病患使用過的東西（床單、分泌物、食物、水等汙染過的物質），容易因而傳染 SARS。
3. **蟲媒傳染**：經常可透過節肢動物（如蚊子、蒼蠅或蟑螂等）為媒介傳染疾病。例如：瘧原蟲可於瘧蚊體內繁殖，再經由瘧蚊叮咬宿主後，傳染瘧疾。

2-3 傳染病流行的型態

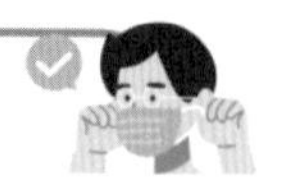

一、流行曲線(Epidemic Curve)

即以發病時間為 X 軸，以發病人數為 Y 軸，所形成的曲線稱之。若曲線呈現單峰狀態（圖 2-2），我們可初步研判流行的類型是屬於單次暴露或感染(single exposure or infection)所造成的急性傳染病，通常其暴露時間很短，以食物中毒為例，其流行曲線通常會很快上昇且很快下降，一般常常是同時暴露在同一汙染源，如腐敗或不潔的食物所造成；若曲線呈現多峰狀態（圖 2-3），其流行的類型是屬於連鎖型感染(propagated or progressive infection)或透過人與人之間的感染(person to person infection)。一般來說，在一個流行高峰後，仍然會有新的病例持續發生，有時可產生好幾代的病例，若是透過人與人之間的連鎖感染，常常與易感受性及具免疫力的人數多寡（集體免疫力）等有關。

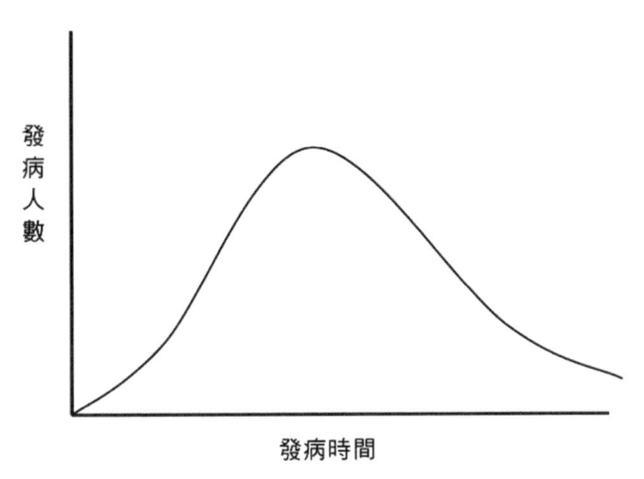

圖 2-2　單次暴露的流行曲線(epidemic curve)

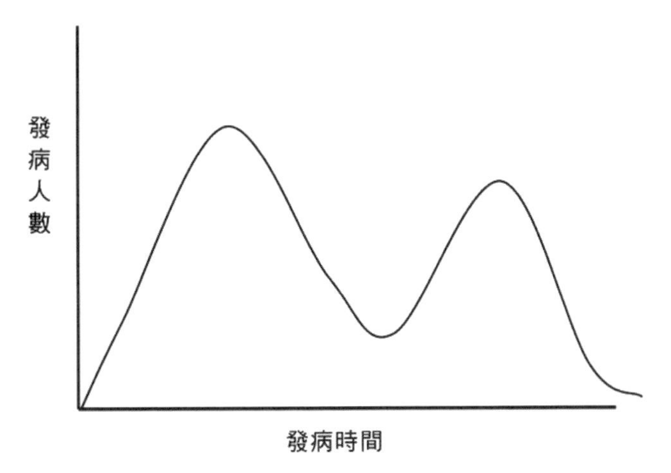

圖 2-3　連鎖型感染的流行曲線(epidemic curve)

二、潛伏期(Incubation Period)

潛伏期的定義是指從感染到疾病發病的時間間隔，一般常用於感染後會引起明顯疾病的情況，如傳染病、登革熱，我們可先繪製其流行曲線，求出發病時間中位數後，再配合感染的時間，便可求出潛伏期中位數(median incubation period)，一般登革熱的潛伏期中位數約為5~7 天。而通常疾病於潛伏期即具有傳染力，因此每一種傳染病的患者其隔離的時間長短與其潛伏期有密切的相關。

三、侵襲率(Attack Rate)

侵襲率與發生率的概念幾乎相同，只是侵襲率較常應用於急性傳染病如食物中毒或腸病毒等，而發生率則不在此限亦可應用於非急性傳染病，透過侵襲率的計算我們可找出可能的病因或受汙染的食物，其計算公式如下：

$$\text{侵襲率} = \frac{\text{可感染的人當中發病的人數}}{\text{可感染的人數}}$$

若以食物中毒為例，我們可透過各種食物之食物別侵襲率，比較侵襲率之高低，找出最可能受汙染的食物種類。

$$\text{食物別侵襲率(food-specific attack rate)} = \frac{\text{吃某種食物而發病的人數}}{\text{吃某種食物的人數}}$$

四、二次侵襲率(Secondary Attack Rate)

1. 二次侵襲率可用來測量一個團體內，人與人之間傳染的情形(person to person spread)。
2. 公式：$\text{二次侵襲率} = \frac{\text{所有病例數} - \text{開頭病例數}}{\text{可感染的人數} - \text{開頭病例數}}$ （於某個團體特定時間內）

3. 指標病例(index case)：導致某個團體受到公共衛生人員或單位注意的那個病例稱之，但並不一定是第一個病例。

五、集體免疫力(Herd Immunity)

集體免疫力是指一個團體或社區的免疫力，如果團體中的組成分子大部分都具有免疫力，便可使該團體具有對抗傳染病原侵襲或傳播的能力，在一個團體中通常不需百分之百具備團體免疫力，就能中止或控制疾病的流行。

六、基本傳染數 R0 (Basic Reproduction Number of the Infection)

1. 基本傳染數通常被簡稱為 R0，在流行病學上指在沒有外力介入，同時所有人都沒有免疫力的情況下，一個感染到某種傳染病的人，會把疾病傳染給其他多少個人的平均數。R0 的數字越大，代表流行病的控制越難。

   R0<1 傳染病會在該地逐漸消失。

   R0=1 傳染病會持續，會在該地呈現指數增加而成為流行病。

   R0>1 傳染病會在該地呈現指數增加而成為流行病。

2. R0 的決定因素：

   R0=接觸頻率(k)×感染機率(b)×病程長短(D)。

   接觸頻率：與感染個案的接觸越高則疫情傳播越快速。

   感染機率：使疾病能夠向外傳遞的因素，例如環境消毒、隔離治療可使感染機率降低。

   病程長短：傳染病的染病特性。

3. R0 能決定疫情指數成長的程度，但不是常數。在疫情爆發時，適當的介入可以使 R0 下降，例如隔離治療、加強環境消毒、保持適當社交距離、佩帶個人防護具（戴口罩、隔離衣等）。

4. 然而易感受人數會因受到感染而逐漸產生免疫力，而慢慢減少，所以疫情亦會慢慢趨緩。當群體內具有免疫力的人數多於一定數目（群體免疫閾值(herd immunity threshold, HIT)），則流行病會轉為地方病或消失，而 HIT 則取決於 R0（HIT=1-(1/R0)），換言之，R0 越高，HIT 亦須越高，才能有效控制疫情。

七、R0 與 Rt 值之不同

R0 值又稱為「基本再生數」(basic reproductive number)，是指一個初發個案在可傳染群體中，傳染給別人的案例數量。亦即初發個案在沒有防疫作為下，可傳染給多少人？

Rt 值又稱為「有效再生數」(effective reproductive number)，能估算在一定期間內傳染數量的變化。

R0 值指的是一開始，這個病毒能傳播的能力，但傳播一段時間，就會有一部分的人產生抵抗力，所以 Rt 值就是看這個期間的狀況。若這個值能低於 1 以下，疫情就會開始反轉。

八、Ct 值(Cycle Threshold Value）又稱為循環數閾值

主要透過病毒核酸檢測(PCR)儀器分析，是測量患者病毒基因濃度及傳染力的指標。由於病毒基因非常少，只有流感病毒的十分之一，一般需要透過核酸檢測技術，使用儀器將病毒複製及放大後才能被檢測出來。因此，Ct 值愈高代表病毒含量較少；Ct 值愈低則代表體內病毒含量較高。例如：Ct 值=30 即代表將病毒基因放大了 2 的 30 次方倍才能被檢測到。Ct 值愈低即代表病毒量及傳染性都較高，

患者應帶好口罩及勤洗手，並留在家中或到醫院負壓隔離病房進行隔離。接觸者例如醫護人員等應穿好防護裝備、戴好口罩（N95 口罩）及於接觸患者或其周邊環境及物品後徹底洗手，切勿觸摸眼睛、口、鼻等部位。

2-4 急性傳染流行病的調查

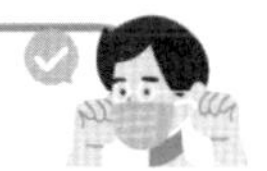

1. **流行的界定**
   (1) 界定何謂病例（作為分子），可根據下列標準：
   A. 臨床的表徵是屬於已知或未知的疾病。
   B. 什麼是血清或細菌培養的物質。
   C. 這些可能的原因為已知或未知。
   (2) 界定有多少人可能會因感染此種病原而發病（作為分母）。
   (3) 計算侵襲率。
2. **流行曲線及點圖的繪製**：繪出流行曲線(epidemic curve)及點圖(spot map)以檢視病例時間及地區的分佈情形，以及是否有時間及地區的交互作用。
3. **檢視相關因子之間的交互作用**：關於交互作用之詳細說明請參閱第 12 章。
4. **形成可能的假說**：根據下列標準形成可能的假說：
   (1) 目前對此疾病瞭解的情形。
   (2) 此疾病已知的可能病因。

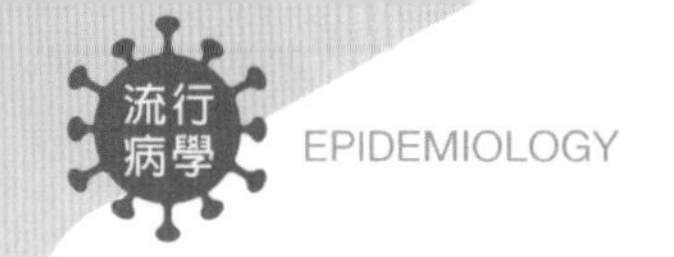

5. **假說的考驗**

(1) 現有資料的進一步分析，考慮進一步作病例對照研究。

(2) 收集額外的資料。

6. **提出預防或控制疾病的建議**：其重點工作是控制現有的流行，以及預防類似流行的再發生。其具體作法如下：

(1) 破壞傳染的途徑：如提供安全衛生的飲用水或食物等，再加上營養問題或居家環境衛生的改善可大大降低傳染病的傳播。

(2) 針對傳染病窩加以控制：若傳染窩為人時可透過隔離、檢疫或主動監控的方式使傳染病獲得控制，若傳染為飼養動物時可藉由疫苗的施打及撲殺來解決。

(3) 降低宿主的易感受性：主要靠預防接種使宿主本身產生抗體，以具有免疫力。

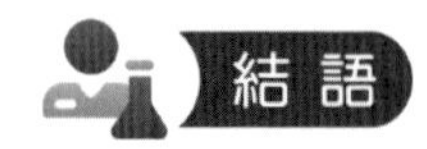

本章的重點在於使讀者對急性傳染病如何利用流行病學的方法來找出可能的病因，並採取有效的預防措施，例如我們現在知道冠狀病毒為造成 SARS 的主要成因，即是應用傳染流行病學的方法來加以證實。

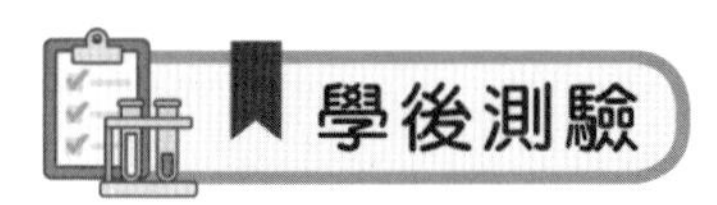

EXERCISE

1. The first table shows the total number of persons who ate each of two specified food items that were possibly infective with group A streptococci. The second table shows the number of sick persons (with acute sore throat) who ate each of the various specified combinations of the food items.

▶ Total Number of Persons Who Ate Each Specified Combination of Food Items

	Ate Tuna	**Did Not Eat Tuna**
Ate egg salad	75	100
Did not eat egg salad	200	50

▶ Total Number of Persons Who Ate Each Specified Combination of Food Items and Who Later Became Sick (With Acute Sore Throats)

	Ate Tuna	**Did Not Eat Tuna**
Ate egg salad	60	75
Did not eat egg salad	70	15

(1) What is the sore throat attack rate in persons who ate both egg salad and tuna?

a. 60/75

b. 70/200

c. 60/1435

d. 60/275

e. None of the above

(2) According to the results shown in the preceding tables, which of the following food items (or combination of food items) is (are) most likely to be the infective item(s):

a. Tuna only

b. Egg salad only

c. Neither tuna nor egg salad

d. Both tuna and egg salad

e. Cannot be calculated from the data given

1. ▶ 表一　吃了二種可能感染 A 型鏈球菌特定食物之人數

	吃了鮪魚	未吃鮪魚
吃了蛋沙拉	75	100
未吃蛋沙拉	200	50

▶ 表二　吃了二種特定食物並患有急性喉嚨痛之人數

	吃了鮪魚	未吃鮪魚
吃了蛋沙拉	60	75
未吃蛋沙拉	70	15

(1)吃了蛋沙拉和鮪魚的人，喉嚨痛的侵襲率為何？

a. 60/75

b. 70/200

c. 60/1435

d. 60/275

e. 以上皆非

(2)根據以上表格，以下哪一種食物最有可能受到感染？

a. 鮪魚

b. 蛋沙拉

c. 不是鮪魚和蛋沙拉

d. 鮪魚和蛋沙拉

e. 無法從已知的資料中計算出

2. In the study of an outbreak of an infectious disease, plotting an epidemic curve is useful because:
   a. It helps determine what type of outbreak (e.g., single-source, person-to-person) has occurred
   b. It shows was whether herd immunity has occurred
   c. It helps determine the median incubation
   d. *a* and *c*
   e. *a, b,* and *c*

3. Which of the follow is characteristic of a single exposure, common vehicle outbreak?
   a. Frequent secondary cares
   b. Increasing severity with increasing age
   c. Explosive
   d. Case include both people who have been exposed and those who were not exposed
   e. All of the above

4. In an epidemic of mumps in a virgin population (not previously infected with mumps) of 10,000, there were 6,000 clinical cases. Immediately following the epidemic, a random sample from the total population revealed high antibody titers in 30% of persons without a history of clinical disease. The best estimate of the total number of subjects still susceptible to mumps in the total population is:
   a. 7,000
   b. 1,800
   c. 4,200
   d. 1,200
   e. 2,800

2. 在傳染病爆發研究中，繪製流行曲線的目的為：
   a. 可幫助決定流行的類型，如單一來源或人對人之間傳染
   b. 可顯示族群是否具有集體免疫力
   c. 可幫助決定中間潛伏期
   d. a.和 c.皆正確
   e. a.、b.和 c.皆正確

3. 以下哪一項描述是屬於單一病原暴露流行的特性？
   a. 經常性二次醫療
   b. 隨年齡的遞增越嚴重
   c. 爆發性
   d. 病例含暴露組和非暴露組
   e. 以上皆是

4. 在一群 10,000 人未曾感染腮腺炎的流行病學研究中，經過一次傳染後有 6,000 位臨床病例。從總人口數中隨機選取未曾感染腮腺炎的受試者，發現 30%的人有極高的抗體。試估計在總人口數中有多少人仍然會感染到腮腺炎？
   a. 7,000
   b. 1,800
   c. 4,200
   d. 1,200
   e. 2,800

5. The first table shows the total number of persons who ate each of two specified food items possibly infected with *Group A streptococci*. The second table shows the number of sick persons (e.g., persons with acute sore throats) who ate each of the various specified combination of the food item:

▶ Total Number of Persons Who Ate Each Specified Combination of Food Item

	Ate Ice Cream	**Did Not Eat Ice Cream**
Ate Creamed Spinach	200	300
Did Not Eat Creamed Spinach	200	200

▶ Number of Sick Persons who Ate Each Specified Combination of Food Item

	Ate Ice Cream	**Did Not Eat Ice Cream**
Ate Creamed Spinach	120	150
Did Not Eat Creamed Spinach	100	20

(1) What is the sore throat attack rate in persons who did NOT eat the ice cream?

a. 10%
b. 40%
c. 34%
d. 30%
e. 50%

(2) Among those who did not eat the ice cream, what is the relative risk of illness (ratio of the attack rates) of eating the creamed spinach compared to not eating the creamed spinach?

a. 4
b. 5
c. 2.16
d. 2.9
e. 6

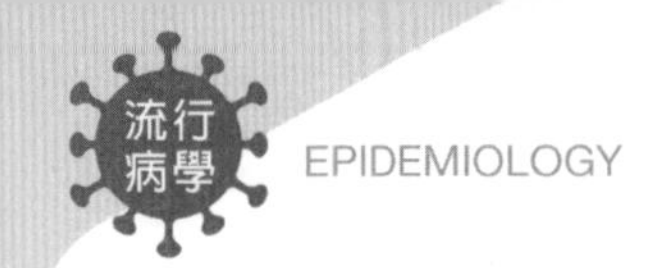

(3) According to the results shown above, which of the following food item (or combination of food item) is (are) most likely to be the infective item(s):

a. Ice cream only
b. Creamed spinach only
c. Neither ice cream nor creamed spinach
d. Both ice cream and creamed spinach
e. Cannot be calculated from data given

6. The population on a small island in the South Pacific had never been exposed to mumps and they had not received immunization against mumps. A tourist accidentally infects the population and soon an epidemic occurs. As the epidemiologist, you are asked to investigate the epidemic. The results from your survey, including serology, following the epidemic shows that not everyone because infected. The main reason that these people did not become infected with the disease during the epidemic is:

a. Herd immunity
b. A low level of immunity
c. Endemicity of the disease
d. Subclinical infection
e. Long latency of the disease

5. ▶ 表一　吃了二種可能感染 A 型鏈球菌特定食物之人數

	吃冰淇淋	未吃冰淇淋
吃奶油菠菜	200	300
未吃奶油菠菜	200	200

▶ 表二　吃了二種特定食物並患有急性喉嚨痛之人數

	吃冰淇淋	未吃冰淇淋
吃奶油菠菜	120	150
未吃奶油菠菜	100	20

(1)沒有吃冰淇淋的人，喉嚨痛的侵襲率為何？

a. 10%

b. 40%

c. 34%

d. 30%

e. 50%

(2)在沒有吃冰淇淋的人中，吃奶油菠菜和沒有吃奶油菠菜的相對侵襲率為何？

a. 4

b. 5

c. 2.16

d. 2.9

e. 6

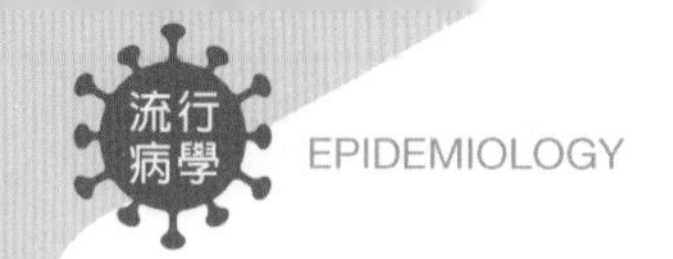

(3)根據以上的結果，以下哪一項食物最有可能受到感染？

a. 冰淇淋

b. 奶油菠菜

c. 不是冰淇淋和奶油菠菜

d. 冰淇淋和奶油菠菜

e. 無法從已知資料中計算出

6. 南太平洋一個小島的居民從未暴露於腮腺炎下，也未曾施打過疫苗。一位觀光客不小心傳染給該地居民，不久即造成大流行。身為流行病學學者的你參與調查此流行病，從你的調查結果顯示並非每個人都受到感染，這些人未受到感染的主要原因為何？

a. 集體免疫力

b. 免疫力較低

c. 地方病

d. 臨床前期感染

e. 疾病的潛伏期較長

7. In a recent study, exposure to halothane (an inhaled anesthetic) was found to be associated with jaundice (yellowing of the skin) in 14 surgical patients. The following table shows the interval between administration of anesthesia and development of jaundice.

Patient Number	Interval Between Anesthesia and Jaundice (Days)
1	14
2	4
3	10
4	5
5	9
6	8
7	7
8	8
9	6
10	9
11	5
12	4
13	5
14	5

What is the median time interval between administration of anesthesia and development of jaundice?

a. 5.5 days

b. 6.0 days

c. 6.5 days

d. 7.0 days

e. 7.5 days

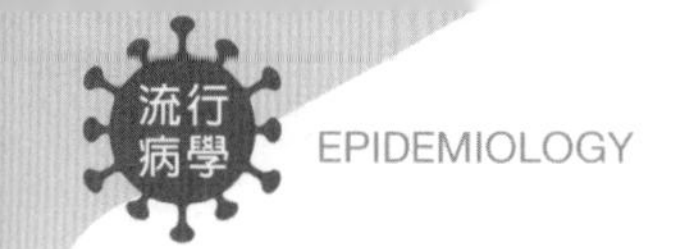

7. 在最近的一次研究中發現 14 位接受手術的病患暴露於三氟氯溴乙烷（吸入性麻醉藥）和黃疸有相關。以下表格顯示施打麻醉藥和產生黃疸之時間間距。

病人數	施打麻醉藥和產生黃疸之時間間距（天）
1	14
2	4
3	10
4	5
5	9
6	8
7	7
8	8
9	6
10	9
11	5
12	4
13	5
14	5

試求施打麻醉藥和產生黃疸之中間時間間距？

a. 5.5 天

b. 6.0 天

c. 6.5 天

d. 7.0 天

e. 7.5 天

8. The first table shows the total number of persons who ate each of two specified food items possibly infective with *Group A streptococci*. The second table shows the number of sick persons (with acute sore throat) who ate each of the various specified combinations of the food items.

▶ Total Number of Persons Who Ate Each Specified Combination of food Items

	Ate Pheasant	**Did Not Eat Pheasant**
Ate Caviar	100	100
Did not Eat Caviar	100	100

▶ Number of Sick Persons Who Ate Each Specified Combination of Food Items

	Ate Pheasant	**Did Not Eat Pheasant**
Ate Caviar	50	30
Did not Eat Caviar	14	15

(1)What is the sore throat attack rate in persons who ate only caviar?

a. 55/100

b. 30/85

c. 30/100

d. 55/200

e. none of the above

(2)According to the results shown in the above tables, which of the following food items (or combination of food items) is (are) most likely to be infective item(s):

a. pheasant only

b. caviar only

c. neither pheasant nor caviar

d. both pheasant and caviar

e. cannot be calculated from data given

8. ▶ 表一　吃了二種可能感染 A 型鏈球菌特定食物之人數

	吃雉雞	未吃雉雞
吃魚子醬	100	100
未吃魚子醬	100	100

▶ 表二　吃了二種特定食物並患有急性喉嚨痛之人數

	吃雉雞	未吃雉雞
吃魚子醬	50	30
未吃魚子醬	14	15

(1)只吃魚子醬的人，喉嚨痛的侵襲率為何？

a. 55/100

b. 30/85

c. 30/100

d. 55/200

e. 以上皆非

(2)根據以上的結果，以下哪一項食物最有可能受到感染？

a. 雉雞

b. 魚子醬

c. 不是雉雞和魚子醬

d. 雉雞和魚子醬

e. 無法從已知的資料中計算出

EPIDEMIOLOGY

CHAPTER 03 疾病發生情形的測量

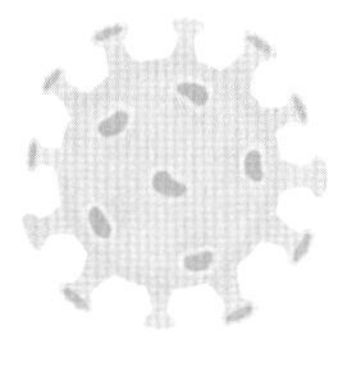

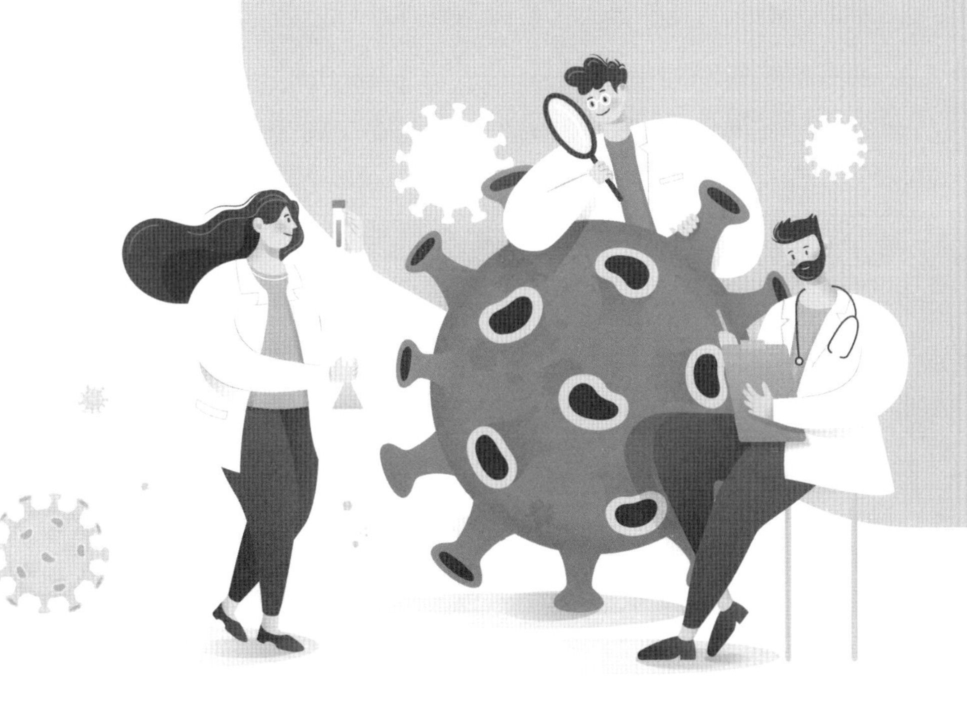

學習目標 OBJECTIVES

1. 瞭解疾病罹病率及死亡率的測量方法及其計算方式。
2. 瞭解疾病盛行率、發生率、死亡率及痊癒率之動態模式。
3. 瞭解生命統計中常見的比率及其在流行病學上的意義。

前言 FOREWORD

本章將介紹疾病發生情形的測量，包括盛行率、發生率、死亡率及致死率等測量指標的計算方式及其應用，並利用瓶中珠珠的動態模式來說明疾病發生率、盛行率、死亡率及痊癒率四者間的相關性，使讀者對疾病的罹患情形或死亡情形之測量有更深入的瞭解與認識。

流行病學亦可稱為是一種測量，包括：

1. 測量疾病的發生情形(measures of disease frequency)。
2. 測量暴露與發病之間的相關(measures of association)，請參閱第 10 章。
3. 測量疾病的潛在衝擊(measures of potential impact)，亦即測量暴露的去除或降低對發病的影響，請參閱第 10 章。

測量疾病的發生情形可分為罹病率(morbidity rate)及死亡率(mortality rate)。

3-1 罹病率

一、罹病率的類型

罹病率包含盛行率(prevalence, P)及發生率(incidence)。

1. **盛行率(prevalence, P)：可分為點盛行率(point prevalence)及期盛行率(period prevalence)兩類**。點盛行率是指某一時間點，族群中有病的比例；期盛行率是指在某一段時間有病的比例。舉例來說，若問參與研究者：a.您現在有罹患氣喘嗎(Do you currently have asthma?)，則稱為點盛行率；b.過去五年內您有罹患氣喘嗎(Have you had asthma during the last 5 years?)，則稱為年或期盛行率；c.您曾經有罹患氣喘嗎(Have you ever had asthma?)，則稱為累積或終身發生率(cumulative or lifetime incidence)。常應用於衛生服務計畫及評估醫療照顧的需求。一般盛行率是沒有單位，其值介於 0 與 1 之間。

$$\text{點盛行率} = \frac{\text{在某一時間點有病的人數}}{\text{在同一時間點的人口數}}$$

$$\text{期盛行率} = \frac{\text{某一期間內有病的人數}}{\text{平均人口數}}$$

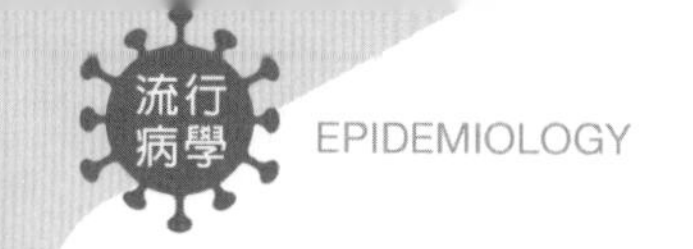

範例 1

在臺灣大臺中的人口中，若選出 2,000 名 70~80 歲的婦女為樣本，經檢查後，診斷出 50 名退化性關節炎，其盛行率為：$P=\frac{50}{2000}=0.025$。

2. **發生率**(incidence)：是指某一時期內，新發病的人數。常應用於探討疾病的病因及評估預防方法的效果。

3. **累積發生率**(cumulative incidence, CI)：累積發生率是沒有單位，其值介於 0 與 1 之間。

$$累積發生率=\frac{某一時期新發病的人數}{該時期開始時的人口數}$$

範例 2

根據臺灣內政部 2022 年人口普查結果，4,000 名 20~40 歲男性為鋼鐵工廠工人，根據衛生福利部癌症登記，2023~2024 年中，這些鋼鐵工人中，有 10 人罹患肺癌，則這兩年中的累積發生率為：$CI=\frac{10}{4000}=0.0025$。

4. **發生密度**(incidence density, ID)：分母觀察期間的總和若以年為單位，可用人年(person-years)來表示。發生密度的單位是 per unit of time（$\frac{1}{年}$），其值 ID≧0。

$$發生密度=\frac{某一時期某一族群新發病的人數}{此族群每人觀察期間的總和}$$

若我們欲考慮時間的因素，我們可推算其人年(person-years)數當成疾病發生指標的分母。以圖 3-1 為例，2 個人觀察 5 年，我們可計算出其人年數等於 2 人×5 年＝10 個人年，亦相等於 5 個人各觀察 2 年。因此，我們必須假設每一人年的危險性都是相同的，亦即（2 人年－1 人年）相等於（5 人年－4 人年）。

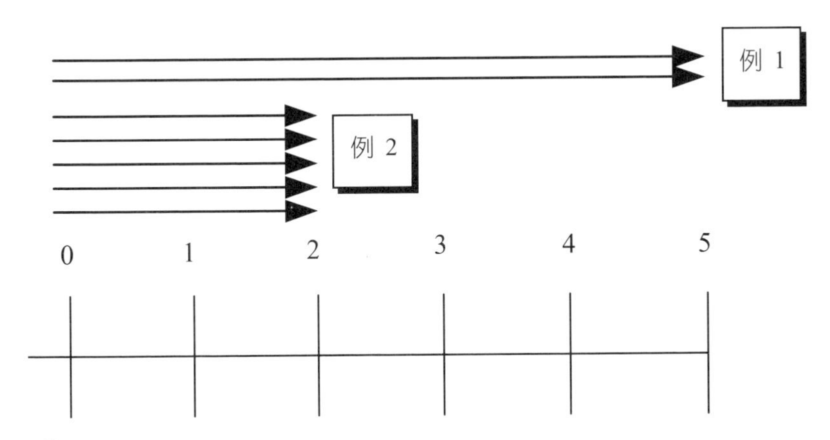

圖 3-1 人年數概念：10 個人年相等於 2 個人觀察 5 年（例 1）或 5 個人各觀察 2 年（例 2）

範例 3

若 2024 年臺灣衛生福利部針對 50~60 歲的女性作統計，發現有 20,000 人患有心肌梗塞，在該年齡層內，人年總數為：500,000，則其發生密度為：$ID=\frac{20000}{500000}=0.04$／年。

二、盛行率與發生率的相關模式

以圖 3-2 為例，瓶子中存在的珠珠(beads)可比喻為盛行率，在圖 3-3 中，加進去的珠珠可比喻為發生率；在圖 3-4 中，漏出去的珠珠可比喻為病人死亡或痊癒。又盛行率(P)會受發生率及疾病病程(D)的影響($\frac{P}{1-P}=ID\times D$)。當疾病罕見時 $1-P≒1$，因此：

盛行率(prevalence, P)＝發生率(incidence)×疾病病程(duration of disease, D)

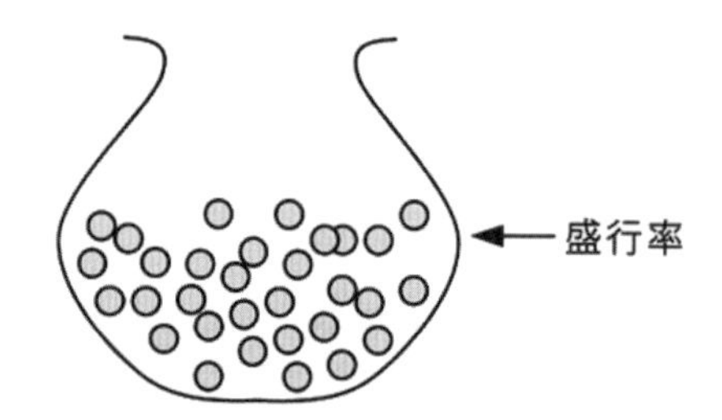

圖 3-2　存在瓶子中的珠珠表示盛行率

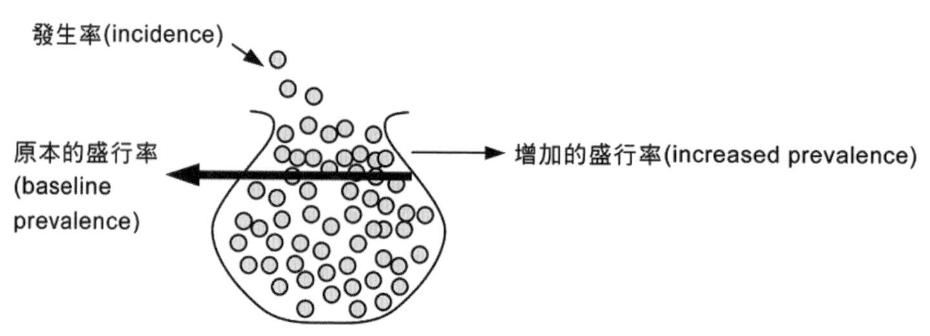

圖 3-3　發生率與盛行率之相關模式：新加進去的珠珠表示發生率

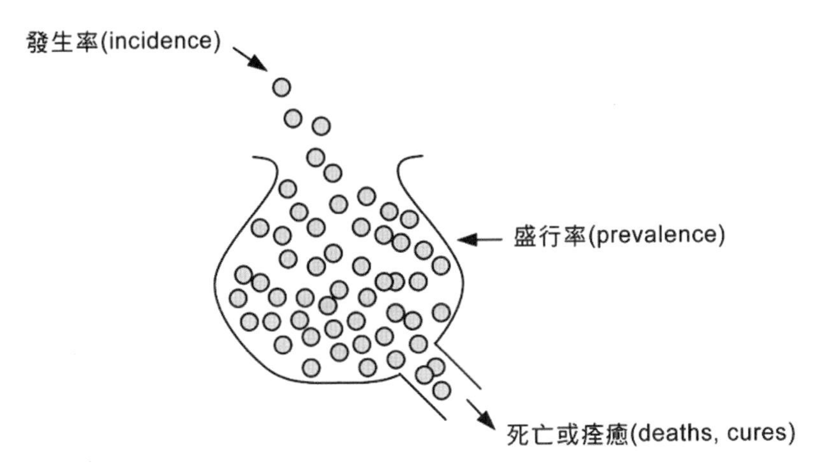

圖 3-4　盛行率、發生率、死亡率、痊癒率之動態模式

3-2 死亡率

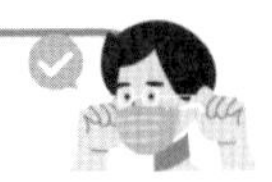

測量死亡的情形可分為死亡率(mortality rate)和致死率(case fatality rate)。

$$死亡率=\frac{某一段時間內死亡的人口數}{某一族群的年中人口數}$$

$$致死率=\frac{因得該病而死亡的人數}{得該病的人數}$$

致死率與死亡率最大的不同在於分母，死亡率的分母所指的是某一族群全部的人口數，包括得病與未得病的人口數，而致死率的分母則僅限定為得病的人口數，因此致死率可用來評估得該病嚴重的程度為何？

範例 4

假設某一族群有 10 萬人口，有 20 個人得了 SARS，其中有 18 人死於該病，則：

$$\text{SARS 的死亡率} = \frac{18}{100,000} = 0.18\%。$$

$$\text{SARS 的致死率} = \frac{18}{20} = 0.9 = 90\%。$$

3-3 死亡分率

基本上並非比率(rate)，若要計算××年臺灣地區心血管疾病的死亡分率(proportionate mortality)，公式如下：

$$××\text{年臺灣地區心血管疾病的死亡分率} = \frac{××\text{年臺灣地區心血管疾病死亡人數}}{××\text{年臺灣地區總死亡人數}}$$

下表為某兩社區民眾心血管疾病死亡率與死亡分率之比較：

	社區 A	社區 B
總死亡率	30/1,000	15/1,000
心血管疾病死亡率	3/1,000	3/1,000
心血管疾病死亡分率	10%	20%

根據上述資料，作者推論 B 社區民眾心血管疾病遠高於 A 社區（假設此兩社區民眾年齡分佈幾乎相同）。此結論顯然不正確，應使用心血管疾病死亡率而非使用死亡分率，且 A 及 B 社區民眾心血管疾病死亡率相同。

3-4 生命統計中常見的比率

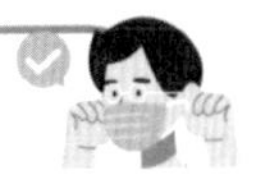

通常死亡率可用來表示社區的健康情形，如嬰兒死亡率偏高，表示其健康需求無法得到滿足，以及環境社會經濟狀況、營養、教育和醫療服務不甚理想，而孕產婦死亡率不僅可說明孕產婦醫護的品質好壞，也可顯示社會經濟發展的水準。根據 2022 年臺灣衛生福利部的生命統計資料中，可獲得一些常見比率的數值，如表 3-1 所示。

表 3-1　生命統計中常見的比率

死亡率別	公式	常用單位	2022 年的數值
◆以總人口數為分母的死亡率			
粗死亡率	$\frac{\text{一年內所有死亡數}}{\text{該年平均（年中）人口數}}$	每 100,000 人口	893.8
年齡別死亡率	$\frac{\text{一年內某一年齡層所有死亡數}}{\text{該年某一年齡層平均（年中）人口數}}$	每 100,000 人口	見圖 3-5
死因別死亡率	$\frac{\text{一年內死於某種疾病所有死亡數}}{\text{該年平均（年中）人口數}}$	每 100,000 人口	見表 3-2

表 3-1　生命統計中常見的比率（續）

死亡率別	公式	常用單位	2022 年的數值
◆以活產數為分母的死亡率（或死亡比）			
嬰兒死亡率	$\frac{\text{一年內年齡小於1年之嬰兒死亡數}}{\text{該年活產數}}$	每 1,000 活產數	4.4
新生兒死亡率	$\frac{\text{一年內年齡小於28天之新生兒死亡數}}{\text{該年活產數}}$	每 1,000 活產數	2.8
胎兒死亡比	$\frac{\text{一年內所有胎兒死亡數}}{\text{該年活產數與胎兒死亡數之和}}$ （分母部分去掉與胎兒死亡數之和）	每 1,000 活產數	—
孕產婦死亡率	$\frac{\text{一年內所有死於生產原因之孕產婦}}{\text{該年活產數}}$	每 100,000 活產數	13.1
◆以活產數和胎兒死亡數的和為分母的死亡率			
胎兒死亡率	$\frac{\text{一年內所有胎兒死亡數}}{\text{該年活產數與胎兒死亡數之和}}$	每 1,000 活產數與胎兒死亡數和	—
週產死亡率	$\frac{\text{一年內懷孕28週以上的胎兒死亡數與年齡小於7天之嬰兒死亡數}}{\text{該年所有活產數與懷孕28週以上的胎兒死亡數之和}}$	每 1,000 活產數與胎兒死亡數和	—

表 3-2　2022 年臺灣地區死因別死亡率

順位	死因	每十萬人口死亡率
1	惡性腫瘤(C00-C97)	222.7
2	心臟疾病（高血壓性疾病除外）(I01-I02.0, I05-I09, I20-I25, I27, I30-I52)	101.5
3	嚴重特殊傳染性肺炎(COVID-19)(U07.1)	62.9
4	肺炎(J12-J18)	61.4
5	腦血管疾病(I60-I69)	53.2
6	糖尿病(E10-E14)	52.7
7	高血壓性疾病(I10-I15)	37.4
8	事故傷害(V01-X59, Y85-Y86)	29.8
9	慢性下呼吸道疾病(J40-J47)	27.8
10	腎炎、腎徵候群及腎病變(N00-N07, N17-N19, N25-N27)	24.9
所有死亡原因(all causes of death)		893.8

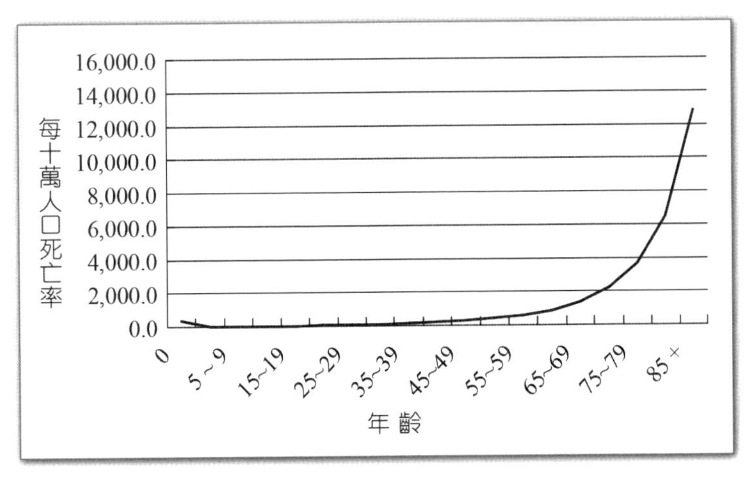

圖 3-5　2022 年臺灣地區年齡別死亡率

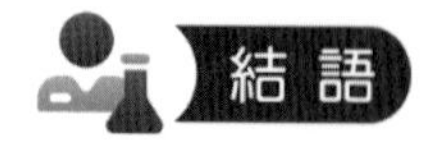

結語

在流行病學中，我們常計算盛行率來瞭解某種疾病在某一群人中流行或存在的情形，以作為擬定衛生服務計畫或評估醫療照顧之需求的參考，發生率常應用於疾病病因的探討及評估預防方法的成效，死亡率為衛生統計中常見的測量指標，例如我們可透過國人十大死因的分析，找出造成死亡的常見因素，以作為未來分配醫療資源及擬定公共衛生政策的重要參考。

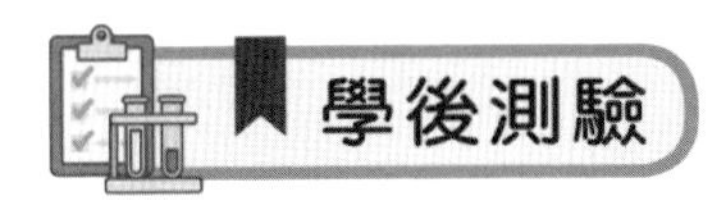

EXERCISE

1. In an Asian country with a population of 6 million people, 60,000 deaths occurred during the year ending Dec 31, 2013. These were including 30,000 deaths from cholera in 100,000 people who were sick with cholera.

(1) What was the case-specific mortality rate from cholera in 2013?

____

(2) What was the case-fatality rate from cholera in 2013? __________

2. ▶Annual Incidence Rates of Cerebrovascular Disease Per 10,000 in Four Countries

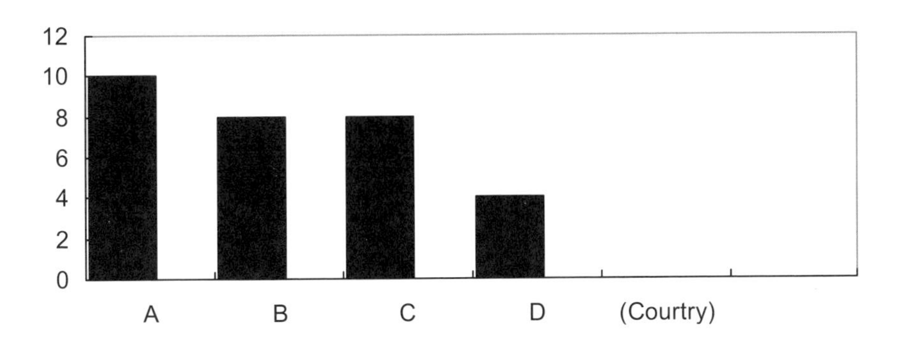

Country	No. of Persons In Population	Year Case-fatality Rate for Cerebrovascular Disease (%)
A	50,000	50
B	100,000	25
C	250,000	20
D	250,000	10

(1) Which country has the largest annual number of new cerebrovascular disease cases? __________

(2) Which country has the largest annual number of cerebrovascular disease deaths among new cases? __________

1. 在擁有 600 萬人口的一個亞洲國家，根據統計指出，截至 2013 年 12 月 31 日為止，共有 60,000 人死亡，其中包括 100,000 人罹患霍亂的人中有 30,000 人因罹患霍亂而死亡。

(1)試求該國家 2013 年霍亂的死亡率？ ＿＿＿＿＿＿

(2)試求該國家 2013 年霍亂的致死率？ ＿＿＿＿＿＿

2. ▶下圖表示某四個國家每年每 10,000 人心血管疾病的發生率

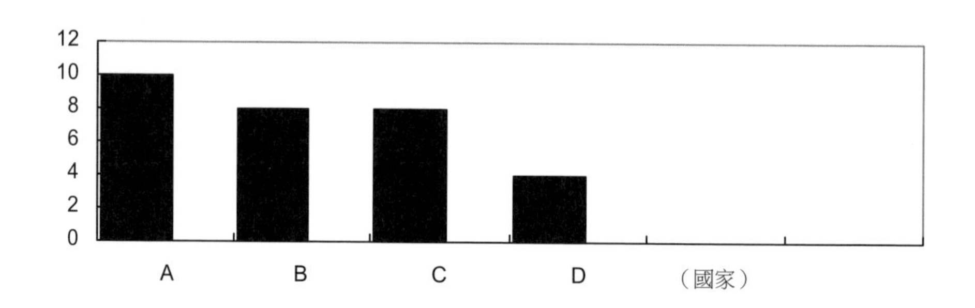

國 家	人口數	心血管疾病每年致死率（百分率）
A	50,000	50
B	100,000	25
C	250,000	20
D	250,000	10

(1)哪個國家每年心血管疾病新發病的人數最多？ ＿＿＿＿＿＿

(2)哪個國家每年心血管疾病新發病的人數中死亡人數最多？ ＿＿＿＿＿＿

3. At an initial examination in Oxford, Mass, migraine headache was found in 5 of 1,000 men aged 30 to 35 years and in 10 of 1,000 women aged 30 to 35 years. The inference that women have a two times greater risk of developing migraine headache than do men in this age group is:
   a. Correct
   b. Incorrect, because a ratio has been used to compare male and female rates
   c. Incorrect, because of failure to recognize the cohort effect of age in the two groups
   d. Incorrect, because no data for a comparison or control group are given
   e. Incorrect, because of failure to distinguish between incidence and prevalence
4. The incidence rate of a disease is five times greater in women that in men, but the prevalence rates show no sex difference. The best explanation is that:
   a. The crude all-mortality rate for this disease is greater for women
   b. The case-fatality rate for this disease is greater for women
   c. The case-fatality rate for this disease is lower in women
   d. The duration of this disease is shorter in men
   e. Risk factors for developing the disease are more common in women

3. 在麻州牛津地區所作的檢查指出，30~35 歲的男性與女性每 1,000 人中分別有 5 人及 10 人有偏頭痛，因此作者推論女性偏頭痛的發生率為男性的 2 倍。
   a. 正確
   b. 不正確，因為作者以比例來作男性與女性的比較
   c. 不正確，因為作者並未考慮此兩組人可能產生的世代效應
   d. 不正確，因為作者並未以合適的對照組作比較
   e. 不正確，因為作者錯以盛行率作發生率的比較

4. 假設某疾病女性發生率為男性發生率的 5 倍，但女性與男性的盛行率並無不同，最可能的解釋為：
   a. 女性該項疾病的粗死亡率較高
   b. 女性該項疾病的致死率較高
   c. 女性該項疾病的致死率較低
   d. 男性罹患該項疾病的病程較短
   e. 造成該項疾病的危險因子在女性中較常見

5. The mortality rate due to disease X in city A is 75/10,000 in persons aged 65 to 69 years old. The morality rate due to the same disease in city B is 150/10,000 in persons aged 65 to 69 years old. The inference that disease X is two times more prevalent in persons 65 to 69 years old in city B than it is in persons 65 to 69 years old in city A is:
   a. Correct
   b. Incorrect, because of failure to distinguish between prevalence and mortality
   c. Incorrect, because of failure to adjust for differences in age distributions
   d. Incorrect, because of failure to distinguish between period and point prevalence
   e. Incorrect, because a proportion is used when a rate is required to support the inference

5. A 城市中 65~69 歲者因罹患 X 病而死亡的死亡率為 75/10,000，B 城市則為 150/10,000，因此作者推論 B 城市 65~69 歲者 X 病的盛行率為 A 城市的 2 倍。
   a. 正確
   b. 不正確，因作者錯把死亡率當成盛行率
   c. 不正確，因作者並未調整年齡分佈不同所可能造成的干擾
   d. 不正確，因作者未能清楚分辨某時段盛行率與點盛行率之不同
   e. 不正確，因作者誤把分率作率的推論

6. ▶Annual Cancer Death in White Male Workers in Two Industries

	Industry A		**Industry B**	
	No. of Deaths	% of All Cancer Deaths	No. of Deaths	% of All Cancer Deaths
Respiratory system	180	33	248	45
Digestive system	160	29	160	29
Genitourinary	80	15	82	15
All other sites	130	23	60	11
Total	550	100	550	100

Based on the preceding information, it was concluded that workers in industry B are at higher risk of death from respiratory system cancer than workers in industry A. (Assume that the age distributions of the workers in the two industries are nearly identical.)

Which of the following statements is true?

a. The conclusion reached is correct

b. The conclusion reached may be incorrect because proportionate mortality were used when age-specific mortality rates were needed

c. The conclusion reached may be incorrect because there was no comparison group

d. The conclusion reached may be incorrect because proportional mortality was used when cause-specific mortality rates were needed

e. None of the above

6. ▶下表為某兩工廠白人男性工人每年罹患癌症的死亡情形

	工廠 A		工廠 B	
	死亡人數	癌症死亡百分率	死亡人數	癌症死亡百分率
呼吸系統	180	33	248	45
消化系統	160	29	160	29
泌尿系統	80	15	82	15
其他	130	23	60	11
總計	550	100	550	100

根據上述資料，作者推論 B 工廠工人呼吸道癌症死亡率遠高於 A 工廠工人呼吸道癌症死亡率（假設此兩工廠工人年齡分佈幾乎相同）。以下敘述何者為真？

a. 此結論正確

b. 此結論不正確，應使用年齡別死亡率而非使用死亡分率

c. 此結論不正確，因為沒有對照組

d. 此結論不正確，應使用死因別死亡率而非使用死亡分率

e. 以上皆非

7. A simplified model of the natural history of HIV-1 disease in Population A is: Behavior → Infection with HIV-1 → Decline of the immune system → AIDS → Death. Before 1988, the median time from infection with HIV-1 infection to clinical AIDS was 9 years and the median time from clinical AIDS to death was 1.5 years. Beginning in 1988, drugs were used for people with clinical AIDS which improved survival after the time to clinical AIDS from infection. Surveys were conducted in Population A in July 1985 and in July 1990.

   What would comparison of data from the two surveys show?

   a. The incidence of HIV-1 infection is lower in July 1990 compared to July 1985.
   b. The incidence of clinical AIDS is lower in July 1990 compared to July 1985.
   c. The point prevalence of HIV-1 infection is lower in July 1990 compared to July 1985.
   d. The point prevalence of clinical AIDS is higher in July 1990 compared to July 1985.
   e. The case-fatality rate is higher in July 1990 compared to July 1985.

7. 某族群 A 之感染 HIV 疾病的自然史為：親密行為→感染 HIV-1 病毒→免疫功能降低→被診斷為愛滋病→死亡。若在 1988 年之前，從感染 HIV-1 病毒至被診斷為愛滋病所需時間為 9 年；從被診斷為愛滋病至死亡時間為 1.5 年。自 1988 年開始使用藥物治療愛滋病病人後，大大提高其存活率，若在族群 A 分別於 1985 年 8 月及 1990 年 8 月作調查，此兩次調查資料呈現為何？
   a. 1990 年 8 月感染 HIV-1 病毒的發生率低於 1985 年 8 月感染 HIV-1 病毒的發生率
   b. 1990 年 8 月被診斷出愛滋病的發生率低於 1985 年 8 月被診斷出愛滋病的發生率
   c. 1990 年 8 月感染 HIV-1 病毒的點盛行率低於 1985 年 8 月感染 HIV-1 病毒的點盛行率
   d. 1990 年 8 月被診斷出愛滋病的點盛行率高於 1985 年 8 月被診斷出愛滋病的點盛行率
   e. 1990 年 8 月被診斷出愛滋病的致死率高於 1985 年 8 月被診斷出愛滋病的致死率

8. You have been asked to investigate an outbreak of Disease Z in the village of Epitown. The population of Epitown is 3,000. After several days of inquiry, you find that there has been a total of 150 cases of Disease Z. Among these cases, there have been 30 deaths. Continued follow-up throughout the year in this village showed that all the cases occurred in January. The figure shows the specific days in January 2021 on which the cases occurred; the numbers above the bars are the number of cases.

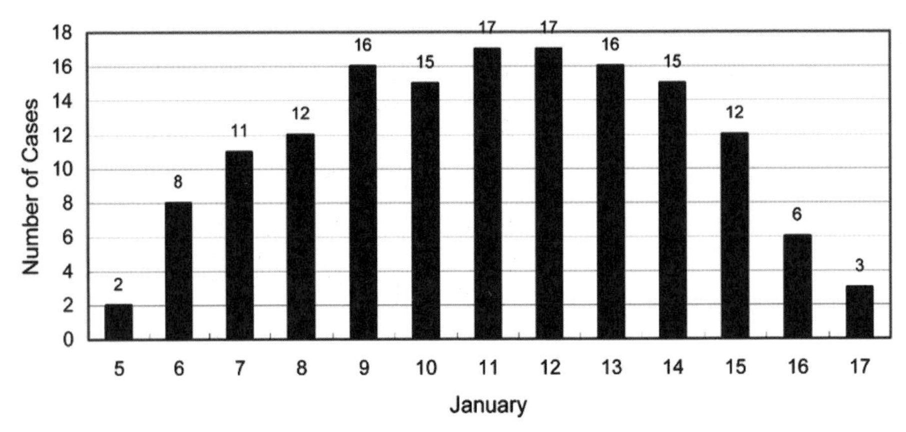

(1) If exposure to the disease's agent took place on January 1, 2021, what was the median data of disease onset?

a. January 7th　b. January 9th　c. January 10th

d. January 11th　e. January 12th

(2) Which of the following statistics correctly described the occurrence of Disease Z in this population?

a. The case-fatality rate of Disease Z is 1%

b. The mortality rate of Disease Z is 1%

c. The case-fatality rate of Disease Z is 5%

d. The incidence rate of Disease Z is 20%

e. The mortality rate of Disease Z is 5%

8. 假設您正著手調查某城市 2021 年疾病 Z 之流行，全市人口有 3,000 人，經過幾天您發現，共有 120 人罹患疾病 Z，其中有 30 人死亡，長達 1 年的追蹤研究發現，其發病時間都在 1 月。下圖為 2021 年某城市疾病 Z 之發生情形，X 軸為病人發病時間；Y 軸為病人人數。

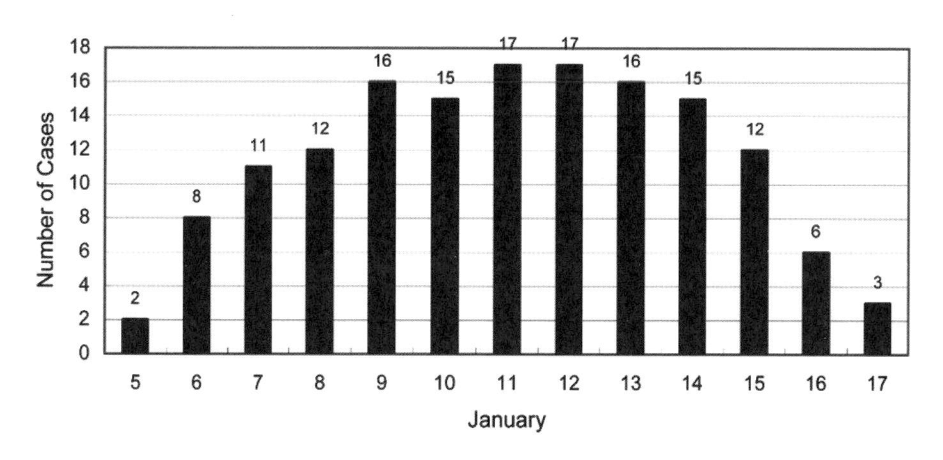

(1) 假設受到疾病危險因子暴露的時間為 2021 年 1 月 1 日，試求該疾病發病的中間日期為何？

a. 1 月 7 日　　b. 1 月 9 日　　c. 1 月 10 日

d. 1 月 11 日　　e. 1 月 12 日

(2) 以下何種統計指標能正確的描述疾病 Z 在此族群中發生的情形？

a. 疾病 Z 的致死率為 1%

b. 疾病 Z 的死亡率為 1%

c. 疾病 Z 的致死率為 5%

d. 疾病 Z 的發生率為 20%

e. 疾病 Z 的死亡率為 5%

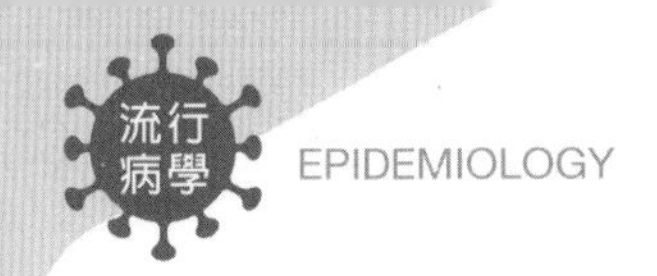

9. The following table describes trends in prevalence and incidence of a chronic invariably fatal disease from 2003 to 2014.

   Which of the following describes the above trends?

   a. The case fatality rate from Disease Z is increasing
   b. The duration of Disease Z is becoming shorter
   c. The duration of Disease Z is becoming longer
   d. Both A and B may be correct
   e. None of the above

▶ Prevalence and Incidence of Rates of Disease Z Among U.S. Adults 25-44 Years Old

Year	Incidence(per 100,000)	Prevalence(per 100,000)
2003	56.2	53.3
2004	57.1	51.7
2005	58.9	50.5
2006	60.3	52.1
2007	63.1	50.6
2008	64.0	55.3
2009	68.3	51.2
2010	72.4	53.6
2011	74.2	49.9
2012	77.9	53.2
2013	81.4	52.1
2014	82.3	53.4

9. 下表描述從 2003~2014 年間某種慢性致死疾病盛行率及發生率的趨勢，以下何者描述上述趨勢為真？

   a. 疾病 Z 之致死率有增加的趨勢

   b. 疾病 Z 之病程有遞減的趨勢

   c. 疾病 Z 之病程有遞增的趨勢

   d. a.及 b.的描述都對

   e. 以上皆非

▶ 美國 25~44歲成年人罹患疾病Z的盛行率及發生率

年 代	每十萬人口發生率	每十萬人口盛行率
2003	56.2	53.3
2004	57.1	51.7
2005	58.9	50.5
2006	60.3	52.1
2007	63.1	50.6
2008	64.0	55.3
2009	68.3	51.2
2010	72.4	53.6
2011	74.2	49.9
2012	77.9	53.2
2013	81.4	52.1
2014	82.3	53.4

-MEMO-

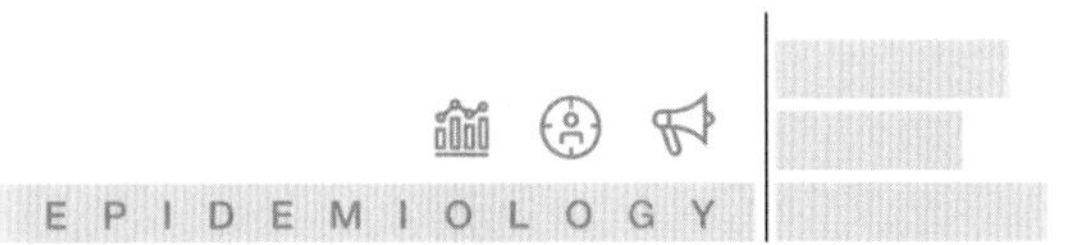

EPIDEMIOLOGY

CHAPTER 04 描述流行病學

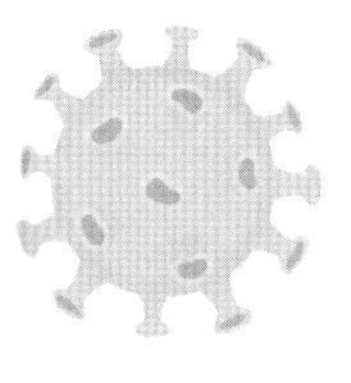

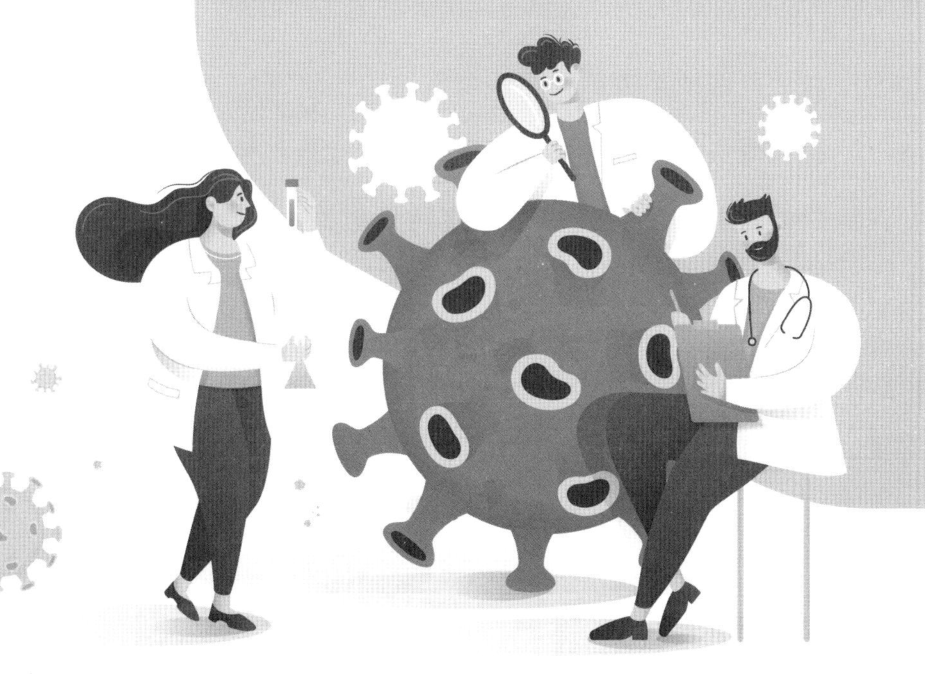

學習目標 OBJECTIVES

1. 瞭解何謂描述流行病學及其目的。
2. 說明流行病學之三大要素：人、時、地如何影響疾病的分佈情形。
3. 應用當代年齡曲線及世代年齡曲線探討是否具有年齡效應或世代效應。

前言 FOREWORD

本章介紹描述流行病學的應用及其目的，並透過三大要素－人、時、地的描述來瞭解疾病在某一族群中的嚴重程度及分佈情形，以擬定可能的假說，作為分析流行病學進行因果關係探討時的重要參考。

描述流行病學(descriptive epidemiology)是指描述什麼人(who)在什麼時間(when)在什麼地方(where)，發生什麼疾病(what)。亦即以人、時、地三個要素來描述疾病在某一族群中的數量及分佈情形。而其目的包括：

1. 評估社區或某族群的健康狀況。
2. 提供衛生保健計畫，執行或考核的背景資料。
3. 找出初步的疾病假說，以作為分析流行病學所要進一步研究的主題。

4-1 人

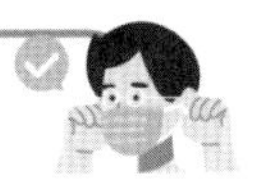

一、年 齡

在人口學的特徵中，年齡是很重要的特性，幾乎所有疾病的發生或死亡都與年齡有關，一般來說，死亡率與年齡的分佈呈現 J 字型，我們可發現，在嬰兒時期的死亡率較高，然後慢慢下降，之後隨著年齡的增加會慢慢上升。

年齡和疾病的發生常有密切的相關，如腸病毒會特別喜歡侵襲兒童，且容易產生嚴重的傷害，甚至死亡。

一般來說，我們可透過以下兩種不同的方式來描述年齡與疾病或死亡率的影響：

1. **當代年齡曲線**(current age curve)：即將每一個年代所有年齡層的死亡率或疾病的發生率所繪製而成的曲線。圖 4-1 是美國地區 1900~1960 年肺結核的當代年齡區線，可發現自 1900~1960 年的肺結核死亡率有下降的趨勢且似乎具有明顯的年齡效應(age effect)。
2. **世代年齡曲線**(cohort age curve)：所謂世代即指的是在某一特定時期內，擁用共同經驗的一群人，我們可將同一個世代出生的人，根據他們在不同年齡時的死亡率或疾病的發生率，繪製而成的曲線。如圖 4-2 所示，同樣的資料，若以出生的年份來分，可發現每一個出生世代具有相似的年齡型態(age pattern)，而並非隨著年齡的增加而死亡率也會隨之增加，由以上世代曲線的分析，我們可發現當代年齡曲線所顯示的年齡效應是一種假象，應是具有世代效應(cohort effect)。

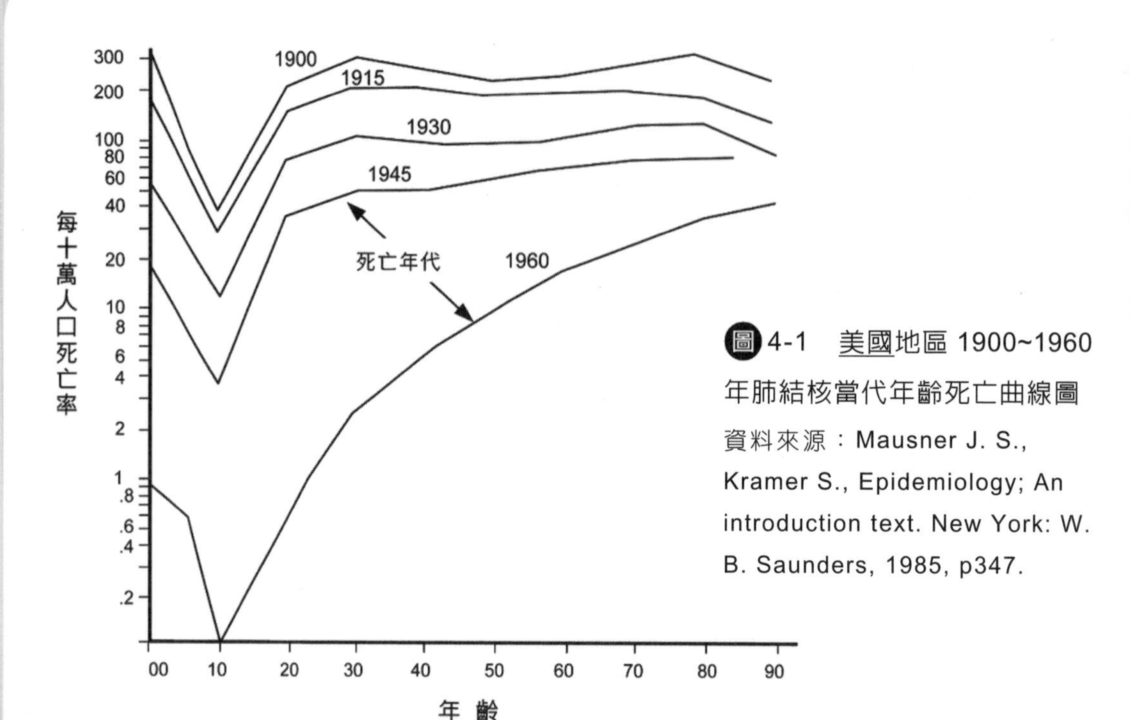

圖 4-1　美國地區 1900~1960 年肺結核當代年齡死亡曲線圖

資料來源：Mausner J. S., Kramer S., Epidemiology; An introduction text. New York: W. B. Saunders, 1985, p347.

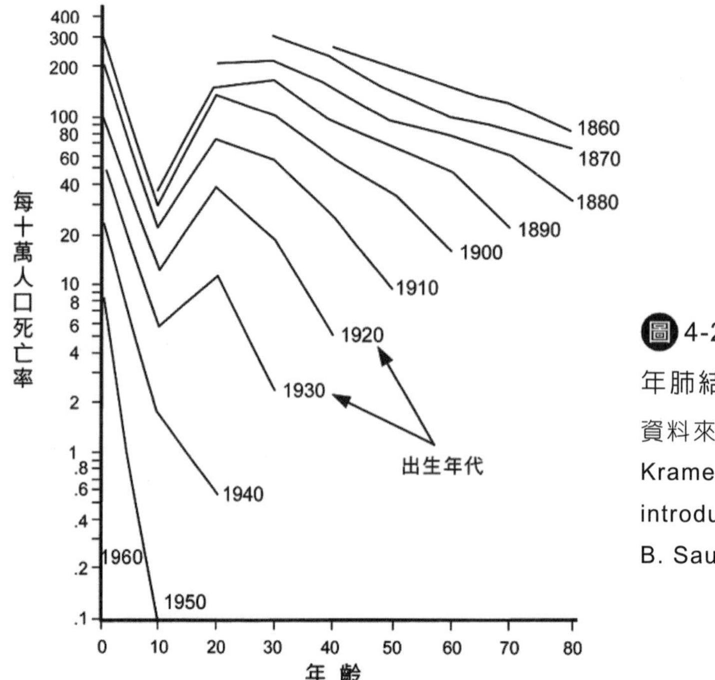

圖 4-2　美國地區 1860~1960 年肺結核世代年齡死亡曲線圖

資料來源：Mausner J. S., Kramer S., Epidemiology; An introduction text. New York: W. B. Saunders, 1985, p348.

二、性　別

一般來說，男性肝癌的死亡率似乎高於女性，可能與其性染色體、荷爾蒙的平衡或生活習慣不同有關，同時，女性慢性病如糖尿病、關節炎等的發生率常常較高，但死亡率較低，其原因可能為女性較勤於看醫師，容易早期被診斷出來而儘早作適切的治療，或相同的高血壓或心臟血管疾病，女性比男性不易致死。

三、種　族

以乳癌為例，白人的發生率高於黑人或黃種人，其可能與遺傳、不同的生活環境或生活飲食習慣有關。

四、婚姻狀態

大部分疾病的死亡率以離婚者最高，其次為鰥寡者，未婚者再次之，而已婚者最低，其可能的原因為：

1. 已婚者在生理上或精神上有另一半的照顧。
2. 已婚者在生理上、情感上較未婚者強些。
3. 死亡證明書或戶籍資料記錄上的不準確有關。

例如子宮頸癌的發生率，已婚者大於未婚者，可能與性生活開始的較早或性對象複雜有關。

五、社經地位

社經地位較低的人，傳染性疾病如肺結核的發生率或死亡率通常較高，其可能的原因包括低收入、教育程度較低、居家衛生環境較差有關。

六、職　業

疾病的發生率或死亡率常常與某些特殊職業有關，又可稱之為職業病，如：

1. 石綿工人易罹患間皮瘤或肺癌。
2. 染料工人易罹患膀胱癌。
3. 清理煙囪的工人易罹患陰囊癌。

4-2 時

一、長期趨勢

長期趨勢係指在一段較長的時間（每年或每 10 年）疾病發生率或死亡率變化的情形。例如：圖 4-3 臺灣地區全癌症標準化發生率不

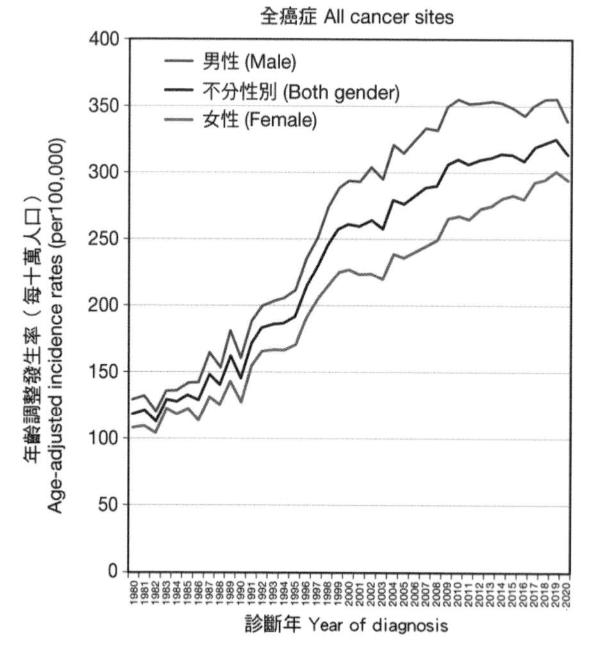

圖 4-3　臺灣地區歷年不分性別、男性及女性全癌症標準化發生率分佈

資料來源：台灣癌症登記中心．年齡標準化發生率長期趨勢（1980~2020，使用 2000 年世界標準人口）。

分性別，男性、女性均呈現上升的趨勢。圖 4-4 及圖 4-5 為臺灣地區 1980~2020 年間男性及女性主要癌症標準化發生率之分佈，男性除了肝癌及胃癌近年逐漸下降外，肺癌、大腸癌、攝護腺癌及口腔癌的發生率，有逐年升高的趨勢；女性則是乳癌居首且有逐年升高的趨勢，其次為肺癌、肝癌及大腸癌，而子宮頸癌及胃癌有逐年下降的趨勢。疾病發生率或死亡率的長期趨勢常會受到以下因素的影響：(1)醫師懷疑程度；(2)疾病診斷方法；(3)疾病分類的改變或報告的規則；(4)疾病發生或死亡原因的改變。

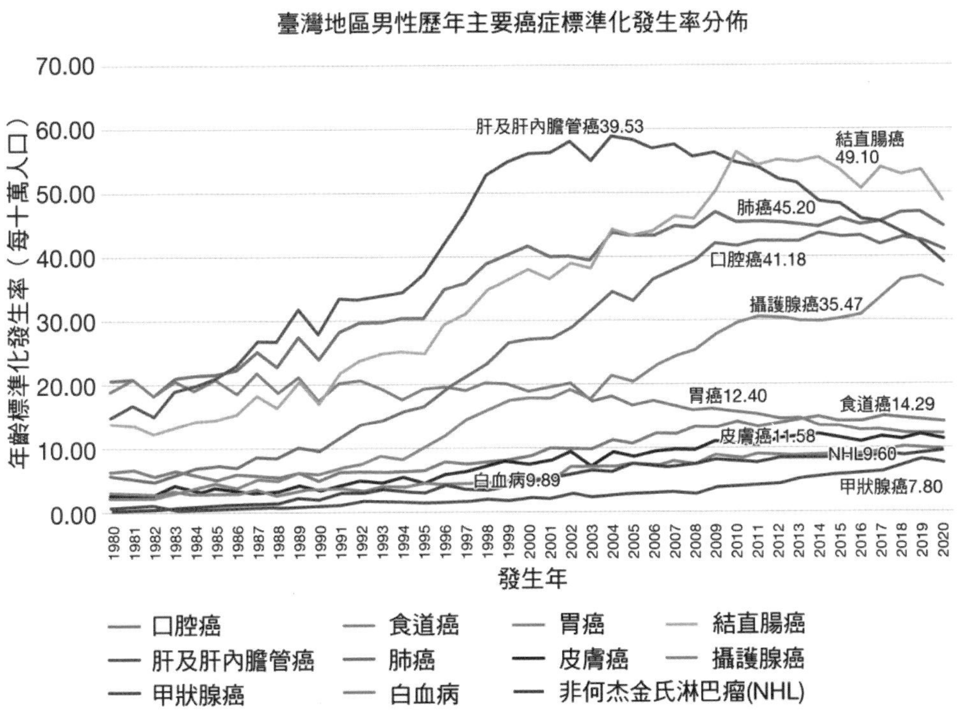

圖 4-4　臺灣地區男性歷年主要癌症標準化發生率分佈

資料來源：台灣癌症登記中心．年齡標準化發生率長期趨勢（1980~2020，使用 2000 年世界標準人口）。

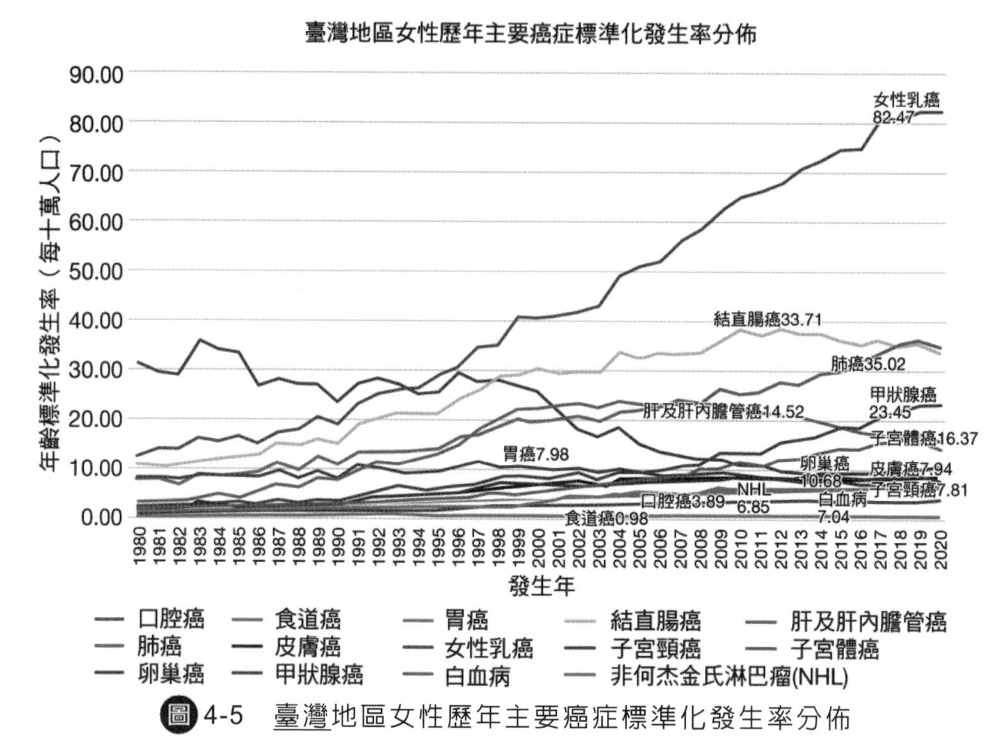

圖 4-5 臺灣地區女性歷年主要癌症標準化發生率分佈

資料來源：台灣癌症登記中心．年齡標準化發生率長期趨（1980~2020，使用 2000 年世界標準人口）。

二、週期性的變化

疾病可能會隨週期而有所改變，而週期可能是週、月、季節、年或其他期間。在臺灣，登革熱易於夏天流行；若以 2002 年為例，SARS 較易於 4~5 月間流行（圖 4-6）；而圖 4-7 則是自 2023 年 1 月起，新冠肺炎(COVID-19)於臺灣地區之每週變化趨勢。

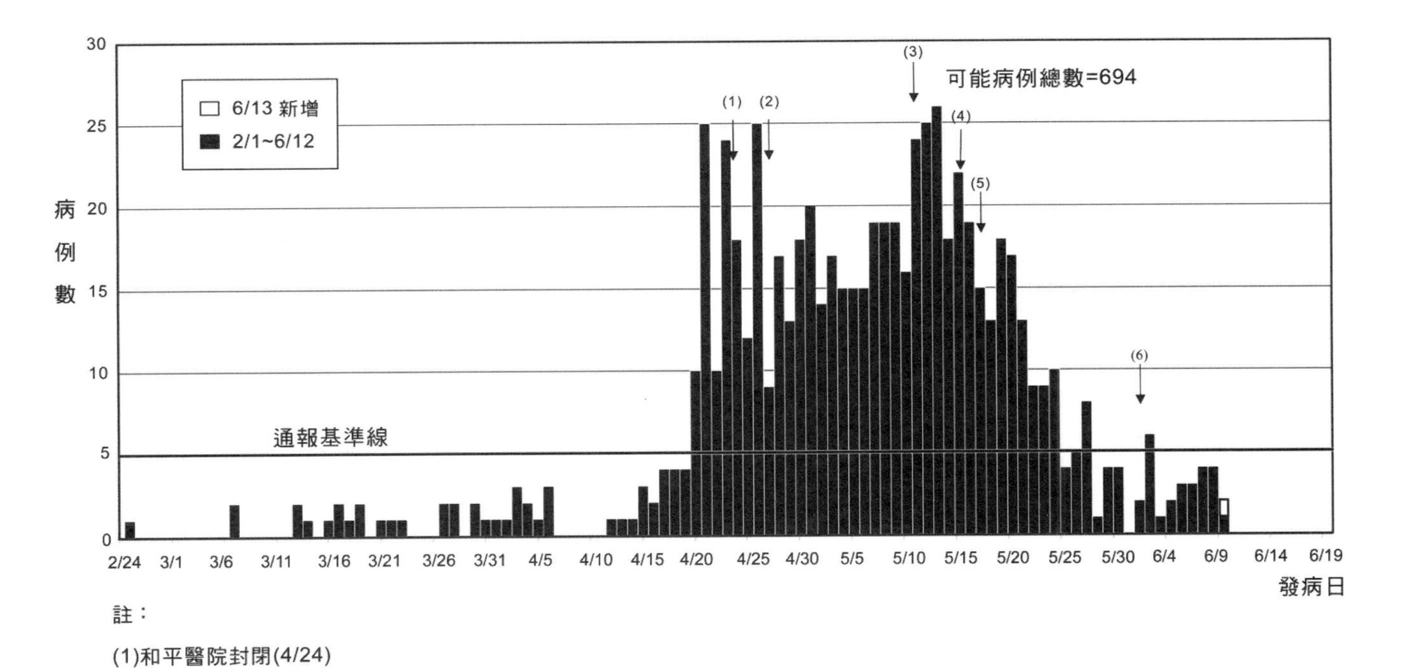

註：

(1)和平醫院封閉(4/24)

(2)仁濟醫院封閉(4/28)

(3)台大醫院急診室關閉(5/12~26)

(4)高雄長庚門診與急診關閉（5/16~至今）

(5)關渡醫院門診與急診關閉(5/17~27)

(6)陽明醫院門診與急診關閉（6/7~至今）

圖 4-6　臺灣地區 SARS 可能病例流行曲線（1 日）－截至 6 月 14 日 7:30

資料來源：衛生福利部疾病管制署（2002，6 月）．許國雄副局長：SARS 疫情及感控輔導查核報告。

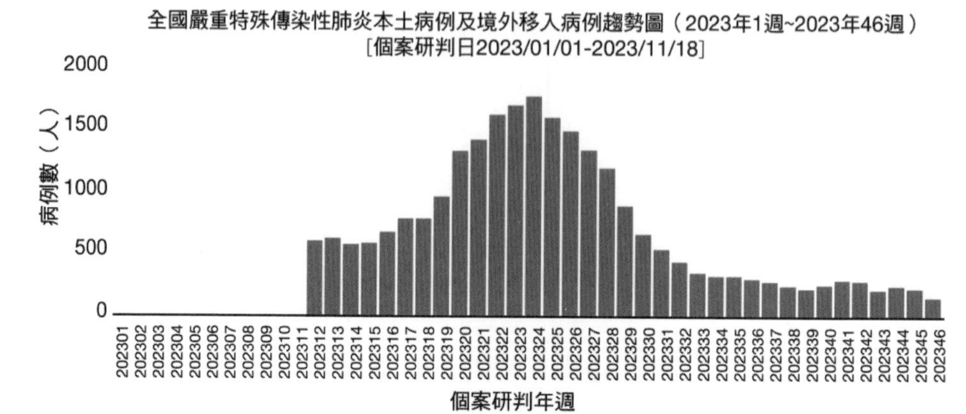

圖 4-7　臺灣地區 2023 年 1 月 1 日至 2023 年 11 月 18 日間新冠肺炎 (COVID-19)每週變化趨勢

資料來源：https://nidss.cdc.gov.tw/nndss/disease?id=19CVS；統計至 2023 年 11 月 18 日止。

4-3 地

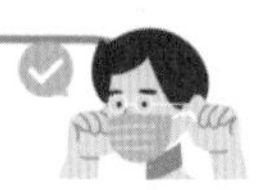

一、國際間的比較

國際間衛生指標的比較常可提供評估各國疾病控制的具體成效，或提供病因探討的重要線索。世界衛生組織 (World Health Organization, WHO)是提供國際間比較資料的主要機構，其所提供的資料包括各國傳染性疾病、營養不良、嬰兒死亡率、自殺率等，但在作比較時必須注意幾項要點：

1. 各國疾病診斷的準確性。

2. 報告的完整性。

3. 疾病的分類或統計方法。

◎臺灣嬰兒、孕產婦與新生兒死亡率之國際比較

2021 年我國嬰兒死亡率為每千名活產嬰兒 4.1 人，較經濟合作與發展組織(Organization for Economic Cooperation and Development, OECD)會員國中位數 3.5 高 0.6‰，居 OECD 會員國之第 17 名（表 4-1)；新生兒死亡率（出生 28 天以下之新生兒死亡）為每千名活產嬰兒 2.1 人，與 OECD 中位數 2.2 相近；孕產婦死亡率則為每十萬名活產嬰兒 14.0 人，較 OECD 中位數 3.6 高 10.4‱。

2022 年係採 ICD-10 死因分類統計，我國嬰兒死亡率為 4.4‰，相較 2012 年(5.4‰)減少了 1.0 個千分點；新生兒死亡率為 2.8‰，孕產婦死亡率則為 13.1‱。

根據 OECD 2018 年至 2022 年間嬰兒死亡率的數據（圖 4-8）指出，嬰兒死亡率表現最佳的是日本，為 1.7‰，其次分別為芬蘭及斯洛維尼亞（皆約 1.8‰），南韓(2.4‰)居於第 10 位；而 OECD 共 38 國家的中位數為(3.15‰)，顯示臺灣的嬰兒死亡率(4.4‰)表現明顯落後於多數 OECD 國家；若將臺灣和 38 個 OECD 國家一起排名，則位居 39 個國家中的第 31 名，與紐西蘭和加拿大相去不遠，等同於僅優於 6 個國家。代表臺灣嬰兒死亡率的表現並不理想且仍有進步空間。而導致臺灣高嬰兒死亡率的可能與下列原因有關：

1. 晚婚和高齡產婦（年齡>35 歲）比例逐年增加：臺灣的晚婚和高齡產婦比例逐年升高，增加產婦生育難度和新生兒先天性問題的風險。生第一胎平均年齡及高齡產婦比例，分別由 1981 年的 25.5 歲、23.7 歲和 1.9%，成長到 2022 年的 32.4 歲、31.4 歲和 32.4%，也就是說，幾乎每 3 位新生兒的母親就有 1 位是高齡產婦。
2. 人工生殖技術愈來愈進步使用率增加：臺灣的人工生殖技術使用率逐年升高，活產數中人工生殖所占比例，自 2008 年的 1.6%，成

長至 2020 年的 5.1%；而透過人工生殖，可能導致孕婦多胎懷孕、早產及出生體重過輕(<2,500 g)有關，故也有較高的嬰兒死亡率。

3. 醫療資源不足、分配不均、教育程度和社會經濟地位差異等因素，皆可能和嬰兒死亡率的高低有關。以臺灣本島各縣市近 10 年（2013~2022 年）的平均嬰兒死亡率來看，整體平均為 4‰，以彰化縣的 2.6‰表現最佳，而前三高者依序為花蓮縣(7.3‰)、屏東縣(6.3‰)、臺東縣(5.8‰)；六都中以高雄市的(5.2‰)最高，臺中市(3.1‰)最低。表示每 1,000 位新生兒，有超過 7 位活不到 1 歲生日，在彰化縣則不到 3 位，同一個國家不同縣市相差快 2 倍。

總之，導致臺灣嬰兒高死亡率的因素相當多，若以因果的順序來說，邏輯上應是晚婚影響了產婦的年齡，而高齡欲生子嗣推升了人工生殖使用的比例，進而造成嬰兒早產或體重過輕，加上醫療資源分配不均，可能導致某些地區嬰兒死亡率仍持續上升。

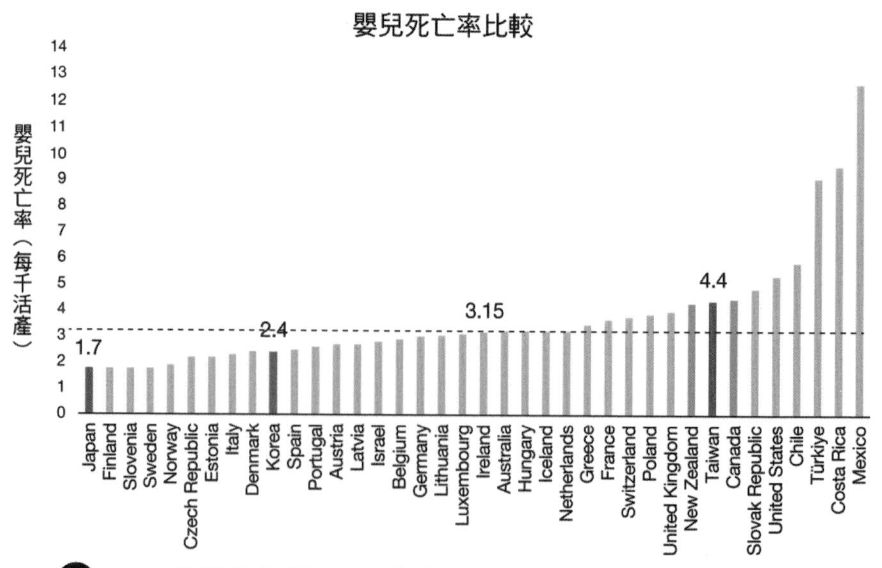

圖 4-8　臺灣與各國 2018 年至 2022 年間嬰兒死亡率之比較

表4-1　2021年OECD會員國與我國孕產婦與嬰兒死亡率

排名	國名－以嬰兒死亡率排序		嬰兒死亡率（每千名活產數）	新生兒死亡率（每千名活產數）	孕產婦死亡率（每十萬名活產數）
	中位數		3.5	2.2	3.6
1	日本	Japan	1.7	0.8	3.4
	挪威	Norway	1.7	1.3	3.7
2	斯洛維尼亞	Slovenia	1.8	1.4	5.5
	芬蘭	Finland	1.8	1.2	4.0
	瑞典	Sweden	1.8	-(1.7 in 2020)1.4	2.6
3	愛沙尼亞	Estonia	2.2	1.5	0.0
4	義大利	Italy	2.3	- (1.8 in 2020)	2.7
5	捷克	Czech Republic	2.4	1.6	6.3
	葡萄牙	Portugal	2.4	1.7	8.8
	韓國	Korea	2.4	1.3	8.8
	丹麥	Denmark	2.4	1.8	0.0
6	西班牙	Spain	2.5	1.8	3.3
7	奧地利	Austria	2.7	2.2	3.5
8	以色列	Israel	2.8	1.8	8.1
9	德國	Germany	3.0	2.2	3.5
10	盧森堡	Luxembourg	3.1	2.7	0.0
	瑞士	Switzerland	3.1	2.6	1.2
11	愛爾蘭	Ireland	3.2	2.4	0.0
12	冰島	Iceland	3.3	-(1.8 in 2020)	3.3
	澳大利亞	Australia	3.3	2.4	3.5
	比利時	Belgium	3.3	2.2	7.6
	荷蘭	Netherlands	3.3	2.6	2.8
	匈牙利	Hungary	3.3	2.1	25.8

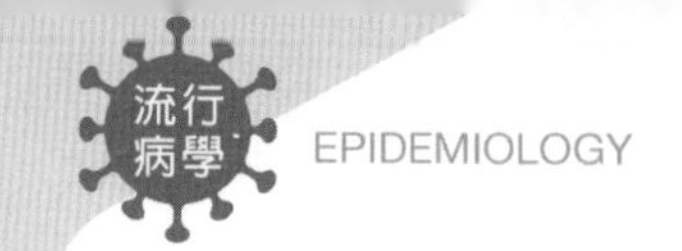

表 4-1　2021 年 OECD 會員國與我國孕產婦與嬰兒死亡率（續）

排名	國名－以嬰兒死亡率排序		嬰兒死亡率（每千名活產數）	新生兒死亡率（每千名活產數）	孕產婦死亡率（每十萬名活產數）
13	希臘	Greece	3.5	2.4	3.5
14	法國	France	3.7	2.7	7.6
15	波蘭	Poland	3.9	2.9	2.1
16	英國	United ingdom	4.0	2.9	5.5
17	臺灣	Taiwan	4.1	2.1	14.0
18	斯洛伐克	Slovak Republic	4.9	2.6	5.5
19	智利	Chile	5.8	4.4	19.2
20	土耳其	Turkey	9.1	5.9	13.1
21	墨西哥	Mexico	12.7	7.8	58.6
22	紐西蘭	New Zealand	- (4.3 in 2018)	- (3.0 in 2018)	13.6
23	加拿大	Canada	- (4.5 in 2020)	-(3.5 in2020)	8.4
24	美國	United States	- (5.4 in 2020)	- (3.6 in 2020)	23.8

資料來源：1. OECD Health Data 2021.
2. 行政院衛生福利部統計處。
3. “-”表示尚無數據陳示。

二、國內地理環境的比較

比較國內各行政區域或自然地型疾病死亡率或發生率的差異，常可協助衛生行政部門決定醫事能力及醫療資源分配的重要參考。如烏腳病可能與飲水中含砷量過高有關。

三、城鄉的比較

鄉下地方以文盲、缺少工作機會、營養不良或缺乏醫護人員與醫療設施的問題較為嚴重，在都市地區以空氣汙染、生活步調較快、壓

力過大、人際關係疏離的問題較多，因此，都市地區的民眾罹患肺癌、肝癌的機會往往較高，相反的，鄉下地方的民眾大多從事農作物耕種，暴露在陽光下的時間較長，罹患皮膚癌的機會也較高。

四、移民研究

移民研究大致分為兩種類型：

1. 研究居住在本國和住在國外的同一國人，其遺傳因子相同，但環境不同。例如日本人居住在日本與美國的胃癌死亡率不同，可能與環境的關係較為密切。
2. 研究住在一起的當地人和移民者的不同，其環境相同，但遺傳因子不同。例如同樣居住在美國加州舊金山的中國人與當地美國人乳癌的發生率不同，可能與遺傳因子關係較為密切。

五、點圖的應用

點圖(spot map)是指將疾病發生或死亡的病例數以點的方式標示在地圖上，每一點分別代表一個病例，點數越多或越密集則表示病例越容易集中在某一個特定的區域。目前我們可透過地理資訊系統(geographic information system, GIS)結合疾病病例的座標，與地理相關資訊來決定疾病是否有地理集中的趨勢(geographic clustering)，如圖 4-9 所示。

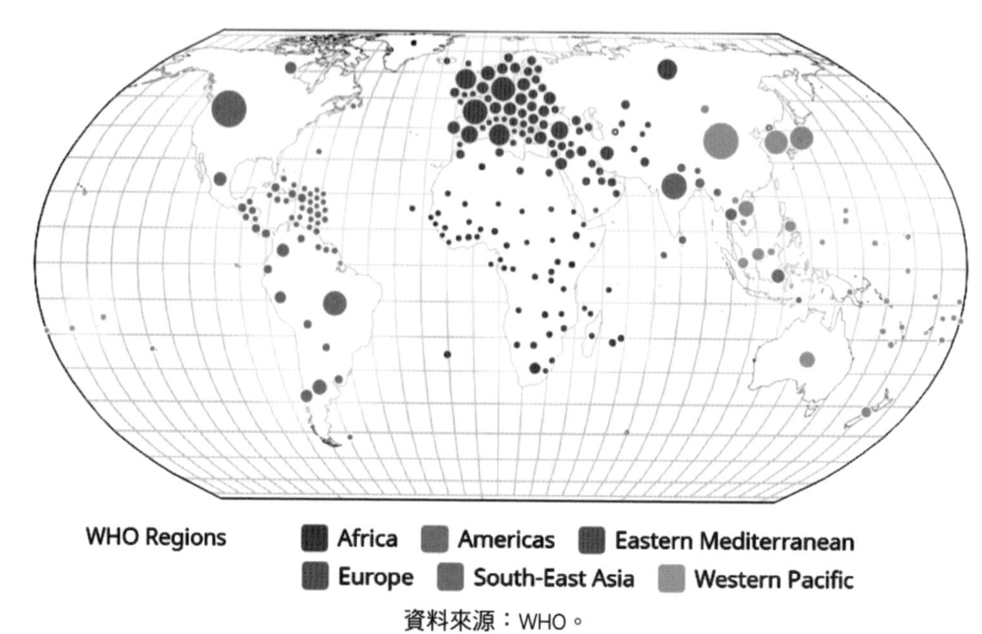

資料來源：WHO。

圖 4-9 以地理資訊系統(GIS)繪製全球新冠肺炎(COVID-19)確診病例數分布之實例。資料統計至 2024 年 1 月 11 日。

結語

描述流行病學可視為分析流行病學的先趨研究，我們常常先透過描述流行病學的研究來找出可能的病因，再利用分析流行病學的方法來加以證實因果關係是否存在，以期找出真正的病因並採取有效的預防措施。

EXERCISE

1. A survey was conducted among the civilian non-institutionalized (not in hospitals, prisons, etc.) adult population of the United States during 2000 through 2013. The results from this survey are shown in the following table.

Age (in years)	Percent with hypertension
18-29	4
30-39	11
40-49	21
50-59	44
60-69	54
70-79	64
80 and older	65

The researchers concluded that there was an age-related increase in the risk of hypertension in this population. You conclude that:

a. The researchers are correct in their interpretation.

b. The researchers are incorrect because it was not based on rates.

c. The researchers are incorrect incidence rates are being used and incidence rates do not define disease risk.

d. The researchers are incorrect because prevalence rates are being used and prevalence rates do not define disease risk.

e. The researchers are incorrect because they did not adjust for age.

1. 美國於 2000~2013 年間針對成年人所作的調查如下表所示。

年　齡	罹患高血壓百分比
18~29	4
30~39	11
40~49	21
50~59	44
60~69	54
70~79	64
80 and older	65

作者推論罹患高血壓的危險性有隨年齡漸長而增加的趨勢，您的結論為：

a. 作者所作的解釋推論正確

b. 作者所作的解釋推論不正確，因為未以率作推論

c. 作者所作的解釋推論不正確，作者以發生率作推論，但發生率並無法作為疾病危險性的指標

d. 作者所作的解釋推論不正確，作者以盛行率作推論，但盛行率並無法作為疾病危險性的指標

e. 作者所作的解釋推論不正確，因為未調整年齡所可能造成的干擾

2. The following table shows the age-adjusted mortality rate (deaths per 1,000 person-years) for major causes and all causes of death by smoking status in Barcelona, Spain, 2006-2013.

Cause of death	Never Smoking	Former Smoker	Current Smoking
Cancer	9.2	12.2	26.9*
Cardiovascular disease	18.1	25.3	23.8
Respiratory disease	1.7	6.0	5.9
All causes	37.7	60.4*	76.1*

* $p<0.05$ for the comparison to rate among never smokers.

Using these data, a reader concludes that former smokers and current smokers have higher rates of dying from all the disease shown in the table than never smokers. This conclusion is:

a. Incorrect because there is no comparison group.

b. Incorrect because the rates need to be adjusted for age which may be related for every cause of death shown in the table.

c. Incorrect because the significant differences are cause-specific and not observed for every cause of death shown in the table.

d. Incorrect because there was not enough power to detect a significant difference for death due to all cause.

e. Correct.

2. 下表為 2006~2013 年間西班牙巴塞隆那以不同的吸菸狀態分別作統計，所得之主要及所有死因調整年齡後之每千人年死亡率。

死　因	不吸菸	曾吸菸	吸　菸
癌症	9.2	12.2	26.9*
心血管疾病	18.1	25.3	23.8
呼吸道相關疾病	1.7	6.0	5.9
所有病因	37.7	60.4*	76.1*

*表示與不吸菸組之死亡率作比較後具有統計上顯著差異（p 值小於 0.05）

根據上述資料，我們是否可說曾吸菸及吸菸者其各種疾病的死亡率皆高於不吸菸者？

a. 不正確，因為沒有對照組

b. 不正確，此死亡率必須再調整年齡與各種疾病死亡原因之相關性

c. 不正確，因為並非所有疾病之死亡率均有統計上顯著差異

d. 不正確，因為檢力不夠，不足以偵測出所有疾病之死亡率均有統計上顯著差異

e. 正確

3. The following table shows Death rates per 100,000 from Disease X, 1940-1980.

Age(years)	1940	1950	1960	1970	1980
0-9	60	65	35	33	33
10-19	70	65	155	41	38
20-29	75	65	50	145	40
30-39	70	50	55	50	115
40-49	75	45	44	55	65
50-59	76	46	45	45	45
60+	74	48	46	49	47

Based on the information given above, one may conclude:

a. The researchers are correct in their interpretation.

b. The case-fatality rate for disease X decreased from 1940-1980.

c. The case-fatality rate for disease X increased from 1940-1980.

d. The age-specific mortality rate for disease X increased from 1940-1980.

e. Persons born in 1941-1950 are at higher risk of dying from disease X than persons born in 1931-1940 or in 1960-1980.

f. Persons born in 1931-1940 are at higher risk of dying from disease X than persons born from 1950-1980.

3. 下表為 1940~1980 年間 X 病之每十萬人死亡率。

年齡（歲）	1940	1950	1960	1970	1980
0~9	60	65	35	33	33
10~19	70	65	155	41	38
20~29	75	65	50	145	40
30~39	70	50	55	50	115
40~49	75	45	44	55	65
50~59	76	46	45	45	45
60 以上	74	48	46	49	47

根據上述資料我們可說：

a. 作者所作的解釋正確

b. 1940~1980 年間 X 病之致死率有遞減的趨勢

c. 1940~1980 年間 X 病之致死率有遞增的趨勢

d. 1940~1980 年間 X 病之年齡別死亡率有遞增的趨勢

e. 出生在 1941~1950 年之世代其 X 病死亡率高於 1931~1940 年或 1960~1980 年之世代

f. 出生在 1931~1940 年之世代其 X 病死亡率高於 1950~1980 年之世代

4. The following table Estimated years of potential lives lost before age 65 (YPLL-65) and mortality rates per 100,000 persons, by cause of death – United States 2013.

Cause of Death (ICD 9)	YPLL-65 for persons dying in 2013	Cause-specific crude mortality rate, 2013
All causes (Total)	12,281,741	883.0
Unintentional injuries (E800-E949)	2,319,400	39.7
Malignant neoplasms (140-208)	1,809,289	198.6
Diseases of the heart (390-398, 402, 404-429)	1,466,629	312.2

Unintentional injuries are the leading cause of death as far as years of potential life lost before age 65 (YPLL-65) and yet, the cause specific mortality from unintentional injuries is much lower than that from malignant neoplasms or from disease of the heart because of the following reason(s):

a. The date are not age adjusted.

b. The middle column of this table does not include dying after age 65, while the last column does.

c. Persons dying from unintentional injuries are much younger, on the average, than persons dying from both malignant neoplasms and heart disease.

d. Both B and C are correct.

e. None of the above.

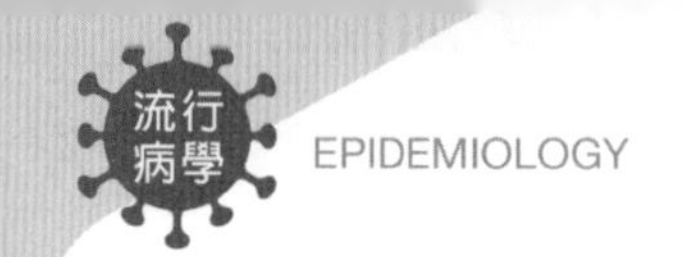

4. 下表估計美國 2013年65歲以下族群潛在人年損失及各種死因別每十萬人死亡率。

死 因	**2013** 年死亡之 **65** 歲以下族群潛在人年損失	**2013** 年各種死因別粗死亡率
所有病因	12,281,741	883.0
意外傷害	2,319,400	39.7
惡性腫瘤	1,809,289	198.6
心臟疾病	1,466,629	312.2

為何意外傷害在 65 歲以下族群潛在人年損失排名高居首位，但意外傷害死亡率卻低於惡性腫瘤及心臟疾病之死亡率，可能的原因為？

a. 並未調整年齡分布不同所可能產生的干擾

b. 表中中間一行並未包括 65 歲以上之族群而最後一行有包括 65 歲以上之族群

c. 意外傷害死亡者其平均年齡較惡性腫瘤及心臟疾病之死亡者年輕

d. b.及 c.都對

e. 以上皆非

CHAPTER 05 流行病學研究的準確性

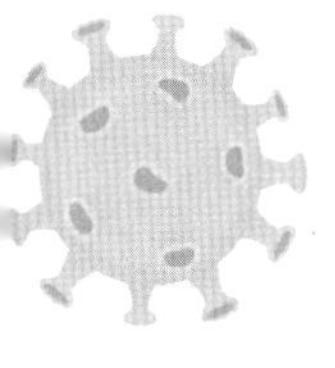

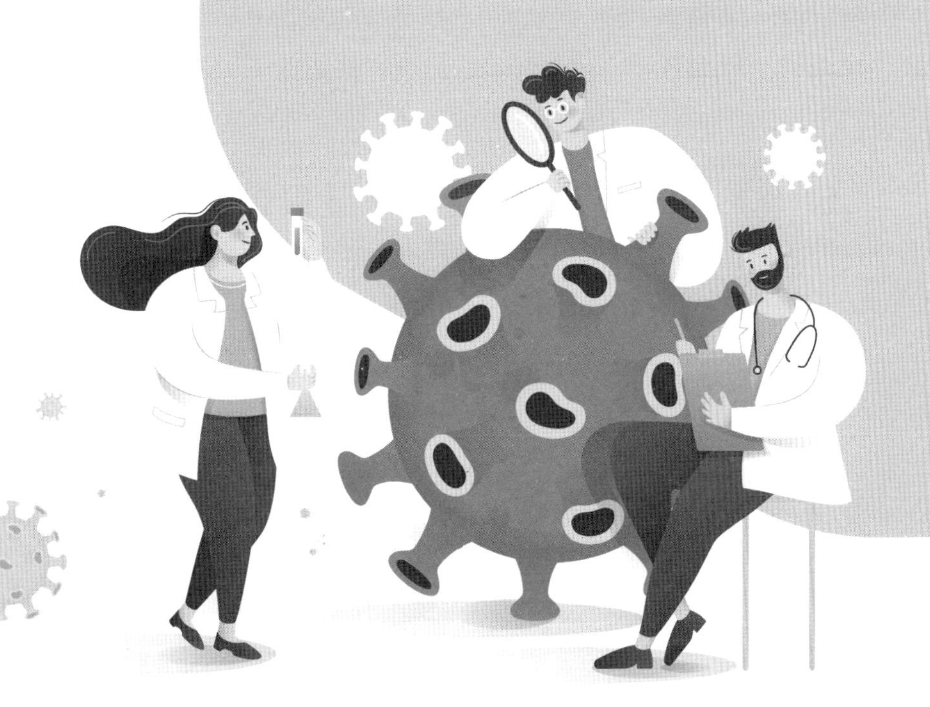

學習目標 OBJECTIVES

1. 以打靶的概念說明流行病學研究的準確性，包括信度及效度兩個部分所決定。
2. 瞭解信度測量的指標及其判讀的方式。
3. 說明效度中敏感度與精確度的基本概念及其運算方式。
4. 探討敏感度及精確度對篩檢的影響。
5. 說明兩階段篩檢，如序列篩檢及平行篩檢對淨敏感度與淨精確度之影響。

前言 FOREWORD

流行病學基本上可稱為是一種測量，而測量的準確性可由信度及效度兩個部分來共同決定。信度為研究結果的再現性又可稱為隨機性的誤差；效度為研究測量結果與真值接近的程度，又可稱為系統性誤差。另外篩檢時的效度問題常以敏感度及精確度來表示且與篩檢的次數有關，本章將以序列及平行兩階段篩檢分別說明其對淨敏感度與淨精確度之影響，以及在公共衛生上的應用。

5-1 流行病學研究的信度與效度

研究結果的準確性(accuracy)可由信度(reliability)及效度(validity)兩個部分共同決定。

一、定 義

1. **信度(reliability)**：即研究結果的再現性(reproducibility)或重覆測量的一致性，即在相似情況下，同一研究作好幾次，其研究結果相似或相同的程度，又稱為隨機性的誤差(random error)，通常可以計算多次量測所得測量值之標準差(standard deviation)作為隨機性誤差的估計指標。

2. **效度**(validity)：即研究測量的結果，與真值接近程度。效度不好，即表示有偏差(bias)或系統性誤差(systematic error)。

二、相關概論

信度和效度的觀念可藉圖 5-1 來加以說明。信度好，表示多次射擊都集中在一個小區域（圖 5-1ab）；效度好，表示多次射擊結果，平均起來命中靶心（圖 5-1ac）。若研究樣本數太少，常導致信度不夠。

值得特別一提的是信度好而效度差的組合（圖 5-1b），在射擊中通常需作「歸零」校正以提高其效度，亦即將偏差的射擊結果（測量值）加以調整使其接近靶心（真值）。

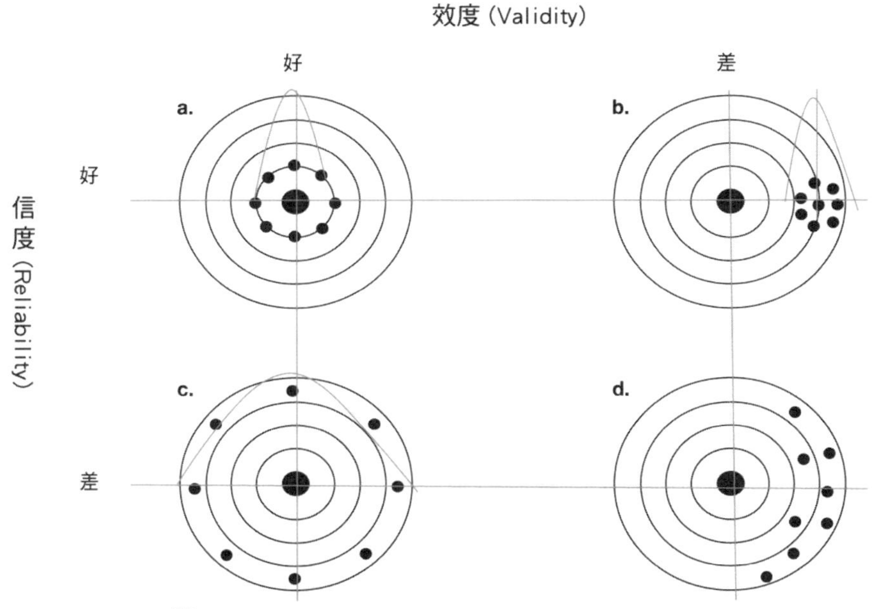

圖 5-1　信度與效度之相關性：以打靶為例

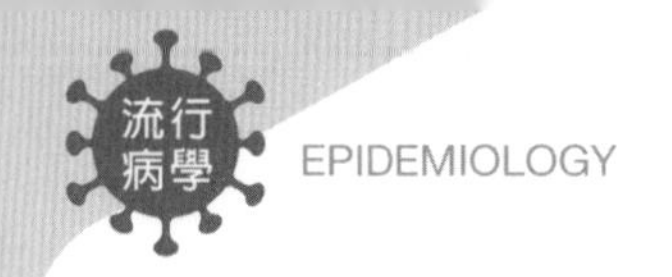

5-2 信度的測量指標

一、組內一致性(Intra-Subject Variation)

是指同一個人在不同時間點重覆測量的一致性。

1. 測試再測試（重覆性測試）中，以同樣的工具，在一段時間後，在相同或類似的條件下，再進行一次測驗，則其信度的指標可用以下兩種方式來表示：
   (1) **相關係數＝（測試結果／再測試結果）**，若其係數的值越高，代表測量工具的信度越好，若比率等於 1 則代表 100%的信度。
   (2) **測試結果－再測試結果＝0**，若測試結果與再測試結果間並無差異，亦代表 100%的信度。

   其優點為可避免因使用其他工具進行比較時而引發其他的問題，其缺點為，受測者可能會回憶起他們第一次所作的結果，而影響信度。

2. 同樣形式的相同測試，研究者可用兩套相同的工具對同一種現象進行測試，若結果十分接近，則表示測量工具具有可信度。其優點為可避免於測試／再測試方法中回憶的問題，其缺點為研究者必須建構兩套測量工具且利用兩套不同的工具進行測量，因此其結果很難加以比較。

二、組間一致性(Inter-Observer Variation)

是指兩人或兩種測量工具間測量的一致性。若測量項目的資料是屬於類別變項，則不適用相關係數來評估其信度，常用的指標為卡帕係數(Kappa coefficient)，其計算方式如下：

1. 先將兩次篩檢結果依表 5-1 的格式加以排列。
2. 計算卡帕係數。
3. 判讀卡帕係數值，根據 Landis 及 Koch 的建議，卡帕係數值的判讀意義如表 5-2 所示。

表 5-1　兩次篩檢結果分佈

第二次測量	第一次測量		
	陽 性	陰 性	總 計
陽 性	a	b	a+b
陰 性	c	d	c+d
總 計	a+c	b+d	a+b+c+d

$$\text{Kappa} = \frac{\text{觀察的一致性} - \text{預期的一致性}}{1 - \text{預期的一致性}}$$

$$= \frac{\dfrac{a+d}{a+b+c+d} - \dfrac{(a+b)(a+c)+(c+d)(b+d)}{(a+b+c+d)^2}}{1 - \dfrac{(a+b)(a+c)+(c+d)(b+d)}{(a+b+c+d)^2}}$$

表 5-2　卡帕係數值的判讀意義

Kappa 值	判讀意義
≧0.75	一致性相當好
0.75~0.40	一致性普通
<0.40	一致性不佳

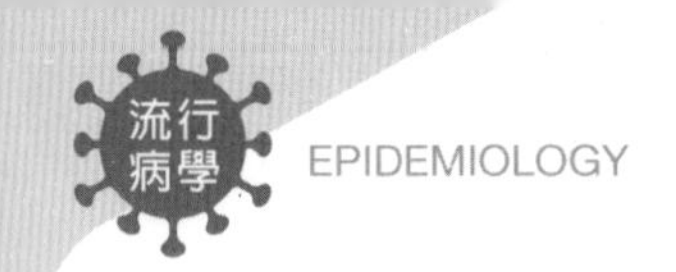

範例 1

兩名醫師分別對一群 30 歲的婦女進行子宮頸檢查是否有異常。100 名受檢者中，由甲醫師診斷子宮頸癌者有 40 人，由乙醫師診斷出子宮頸癌有 30 人，其中有 24 名受檢者經甲、乙醫師檢查後都診斷為子宮頸癌。請問甲、乙醫師間的信度為何？

乙醫師診斷	甲醫師診斷		
	陽 性	陰 性	總 計
陽 性	24	6	30
陰 性	16	54	70
總 計	40	60	100

$$\text{Kappa}=\frac{\frac{24+54}{100}-\frac{(30\times 40)+(60\times 70)}{100^2}}{1-\frac{(30\times 40)+(60\times 70)}{100^2}}=0.52$$

Kappa 值顯現甲、乙醫師間的診斷一致性普通。

5-3 敏感度與精確度

一、敏感度與精確度的定義

在一個族群(population)中，某些人有某一疾病稱之「疾病」；用以分類出有病和沒病者的方法稱之「診斷」。但是這個以方法作分類時誤將某些健康者歸類為有病者稱之假陽性(false positive, FP)；而誤將某些病人歸類為沒病者稱之假陰性(false negative, FN)。

$$\text{敏感度(sensitivity)}=\frac{\text{病人被歸於陽性的人數}}{\text{所有病人數}}$$ （病人被歸於陽性者）

$$精確度(specificity)=\frac{健康者被歸於陰性的人數}{所有健康人數}$$（健康者被歸於陰性者）

範例 2

假設有 1,000 個人，若患有某病的盛行率為 10%，則可得知其中 100 個人患有某種疾病，其餘 900 人沒有。以某種篩選方法作區分，其結果如下表所示。

篩檢結果	在某族群中疾病真正的罹患情形（黃金標準）		
	有病者	沒有病者	總 計
陽 性	80	100	180
陰 性	20	800	820
總 計	100	900	1,000

敏感度 $=\frac{80}{100}=80\%$，正確地界定疾病分佈的比例。

精確度 $=\frac{800}{900}=89\%$，正確地篩檢出呈現陰性反應的疾病比例。

表 5-3 是在比較不同的二種試驗疾病結果（陽性或陰性反應）。我們比較傾向所有受試者都落入表格左上方格子或右下方格子部分－左上方的格子是指有疾病而篩檢呈現陽性反應的人，右下方的格子是指沒有疾病而篩檢呈現陰性反應的人。很不幸地，還是有時候無法避免錯誤地敘述一些沒有疾病卻呈現陽性反應（假陽性）、有疾病卻呈現陰性反應（假陰性）的情形。

表 5-3 篩檢結果與疾病真正罹患情形的比較

篩檢結果	在某族群中疾病真正的罹患情形（黃金標準）	
	有病者	沒病者
陽 性	真陽性(TP)	假陽性(FP)
陰 性	假陰性(FN)	真陰性(TN)
	敏感度 $=\frac{TP}{TP+FN}$	精確度 $=\frac{TN}{FP+TN}$

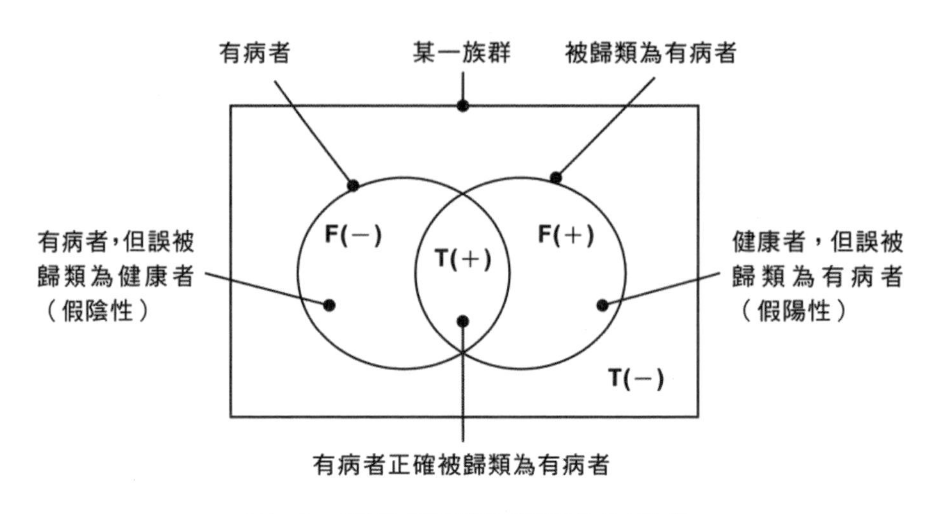

T(+)：有病者正確被歸類為有病者

T(−)：健康者正確被歸類為健康者

F(+)：健康者被誤歸類為有病者

F(−)：有病者誤被歸類為健康者

圖 5-2　說明敏感度、精確度、假陽性及假陰性之相關性

圖 5-3 顯示敏感度和精確度的相互依賴情形，假設診斷所依據的測量變數，在健康者和病人兩組的分佈不同，無論那一組，凡是其值在 cut-off point(K)以上的，都歸於有病者（陽性），兩條曲線下所占的面積各為 100%，則圖 5-3 中虛線(cut-off point)左邊的面積為精確度 (specificity)；圖中虛線 (cut-off point) 右邊的面積為敏感度 (sensitivity)。

若診斷標準從嚴，則虛線（K 點）向右移，則敏感度↓精確度↑；若診斷標準從寬，則虛線（K 點）向左移，則敏感度↑精確度↓。

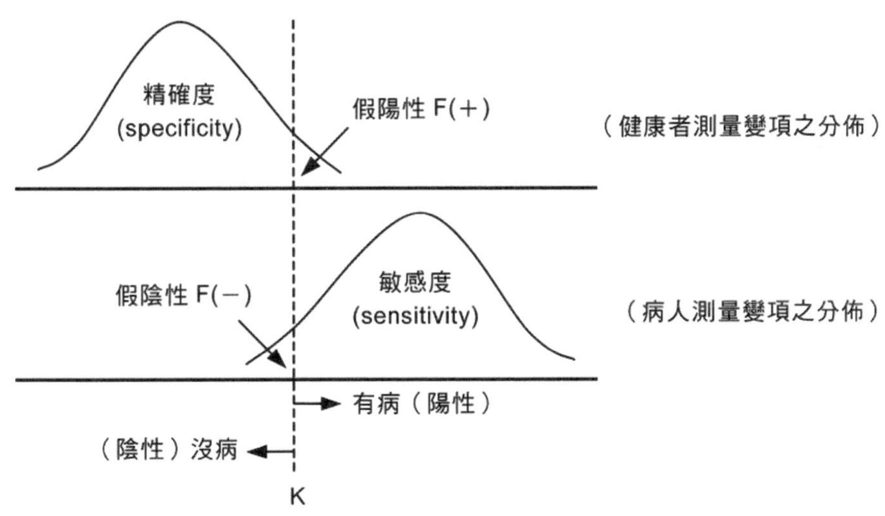

註：圖中有兩種錯誤的分類：(1)有些健康者被誤歸於有病者（假陽性）；(2)有些病人被誤歸於沒病者（假陰性）。

圖 5-3　敏感度與精確度間的關係

二、敏感度、精確度與盛行率的關係

有些研究的目的是要估計某一疾病的盛行率，通常是隨機抽樣，檢查隨機樣本的所有人，將之歸為有病或沒病，然後估計在這一樣本中有病者所占的比例，即為盛行率。但是，這個過程可能導入相當大的偏差(bias)。

將 P*代表樣本中被歸為有病者的比例，包含兩部分：病人被歸為有病者（真陽性）及健康者被歸為有病者（假陽性）則被歸為陽性者(P*)，受盛行率、敏感度及精確度的影響，P 代表真正的盛行率，其公式如下：

$$P^* = 真陽性 + 假陽性$$

$$P^* = P \times 敏感度 + (1 - P) \times (1 - 精確度)$$

例如：P=0.01，敏感度＝精確度＝0.99，則 P*=0.02。

這表示當盛行率從樣本中被歸為陽性者的比例來估計時為 0.02，但真正的盛行率(P)為 0.01，高估了 100%的 bias 存在。當盛行率愈小，高估的 bias 愈大。

當敏感度及精確度兩者都已知或可估計時，可以根據下式求修正後的估計值(corrected estimate)：

$$P=\frac{P^{*}+\text{精確度}-1}{\text{敏感度}+\text{精確度}-1}$$

範例 3

一高血壓盛行率的調查（高血壓之定義：心舒壓 90 mmHg 以上），在某一族群(population)中，25%高於 90 mmHg，而以前的調查顯示：該血壓測量法的敏感度為 93%，精確度為 91%，則 $P=\frac{0.25+0.91-1}{0.93+0.91-1}=0.19$，故修正後的盛行率為 19%，而非 25%。

三、敏感度、精確度與篩檢的關係

在篩檢(screening)中，必須考慮到假陽性和假陰性會影響篩檢的準確性。篩檢的目的在於病人尚未求醫前，早期發現，以便及時治療。若篩檢的結果為陽性者，則須再進一步作確定的診斷，以便及早治療。

1. **預期值**(predictive value, PV)：篩檢陽性者真正有病的比例。

$$\text{篩檢陽性}\ (P^{*})=\underbrace{P\times\text{敏感度}}_{\text{真陽性}}+\underbrace{(1-P)\times(1-\text{精確度})}_{\text{假陽性}}$$

因此：

$$\text{predictive value (PV)}=\frac{P\times\text{敏感度}}{P\times\text{敏感度}+(1-P)\times(1-\text{精確度})}$$

(1) 陽性預測值(positive predictive value, PPV)：test(+)者確實有病的或然率，一般的 PV 即指 PPV。

(2) 陰性預測值(negative predictive value, NPV)：test(-)者確實沒病的或然率，PPV 與 NPV 易受敏感度、精確度及盛行率三者的影響。

Diagnostic Test	Disease		
	有病	沒病	Total
+	A	B	A+B
−	C	D	C+D
Total	A+C	B+D	

$$\begin{cases} PPV = \dfrac{A}{A+B} \\ NPV = \dfrac{D}{C+D} \end{cases}$$

$$\begin{cases} \text{敏感度} = \dfrac{A}{A+C} \\ \text{精確度} = \dfrac{D}{B+D} \end{cases}$$

2. PPV, NPV, prevalence, sensitivity, specificity **間的關係**：假設 A=test(+)，B=有病，$\overline{A}$=test(-)，$\overline{B}$=沒有病，則：PPV=Pr (B | A)；NPV=Pr ($\overline{B}$|$\overline{A}$)；Sensitivity=Pr (A | B)；Specificity=Pr ($\overline{A}$|$\overline{B}$)。

假設 Pr(B)＝疾病在某一族群的盛行率，根據貝氏定理(Bayes' Rule)：

$$PPV = Pr(B \mid A) = \frac{Pr(A \mid B)\times Pr(B)}{Pr(A \mid B)\times Pr(B) + Pr(\overline{A} \mid \overline{B})\times Pr(\overline{B})}$$

$$NPV = Pr(\overline{B} \mid \overline{A}) = \frac{Pr(\overline{A} \mid \overline{B})\times Pr(\overline{B})}{Pr(\overline{A} \mid \overline{B})\times Pr(\overline{B}) + Pr(\overline{A} \mid B)\times P(B)}$$

根據上述陽性預測值、陰性預測值、敏感度、精確度的定義，則：

$$PPV = \frac{sensitivity \times x}{sensitivity \times x + (1 - specificity) \times (1 - x)}$$

$$NPV = \frac{specificity \times (1 - x)}{specificity \times (1 - x) + (1 - sensitivity) \times x}$$

3. **圖 5-4 說明盛行率與陽（陰）性預測值之相關性**：一般來說陽性預測值與盛行率是正比關係，亦即盛行率愈大，其陽性預測值會隨之遞增，而陰性預測值與盛行率呈反比關係，亦即盛行率愈大，其陰性預測值反而隨之遞減。

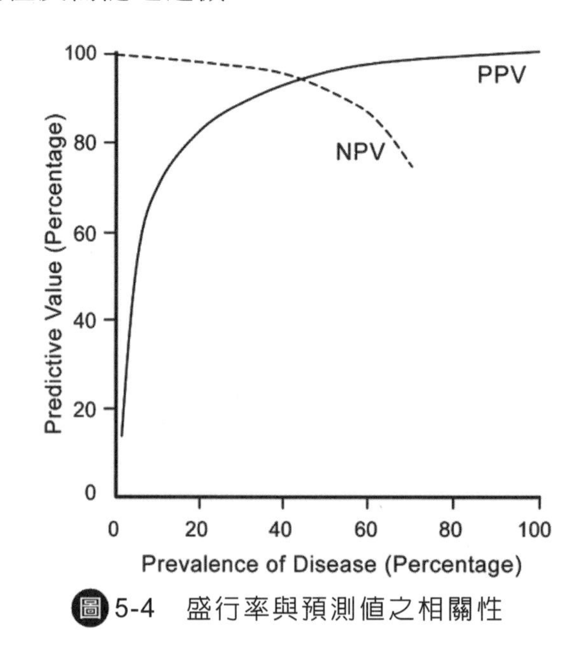

圖 5-4　盛行率與預測值之相關性

5-4 二階段篩檢

一般會先採用較便宜、較不具侵犯性且較舒服的檢查，找出呈現陽性的患者，再將其轉診或建議作進一步較貴、較具侵犯性、較不舒

服且敏感度、精確度較好的檢查，以減少假陽性情況的產生。包括：序列篩檢(sequential screening)及平行篩檢(simultaneous screening)。

1. **序列篩檢**：二次篩檢都呈現陽性反應，才稱為陽性(+)。假設糖尿病的盛行率為 5%，某族群人口數為 10,000。
   (1) 第一次篩檢（血糖測試）：第一次篩檢結果如表 5-4 所示，得知其敏感度(sen1)為 70%，精確度(spe1)為 80%。
   (2) 第二次篩檢（葡萄糖耐受性測試）：第二次篩檢結果如表 5-5 所示，得知其敏感度(sen2)為 90%，精確度(spe2)為 90%。

表 5-4　一次篩檢結果

篩檢結果	糖尿病		
	有病	沒病	Total
+	350	1,900	2,250
–	150	7,600	7,750
Total	500	9,500	10,000

表 5-5　二次篩檢結果

篩檢結果	糖尿病		
	有病	沒病	Total
+	315	190	505
–	35	1,710	1,745
Total	350	1,900	2,250

淨敏感度$=\frac{315}{500}=63\%=sen1\times sen2=0.7\times 0.9=63\%$。

淨精確度$=\frac{7600+1710}{9500}=98\%=1-(1-spe1)(1-spe2)=1-(1-0.8)(1-0.9)=98\%$。

在經過二階段序列篩檢後，其淨敏感度(net sensitivity)會下降，而其淨精確度(net specificity)則會提高，目的為降低假陽性

（1-精確度%）之可能性。這表示雖較不易篩出陽性反應的病人，但其真正沒有病且篩檢後呈現陰性的比率會大大提高，一般較常適用於 AIDS 等嚴重疾病，且易引起民眾恐慌或早期發現治療效果不佳，或存活率較差的篩檢。

2. **平行篩檢**：二次篩檢只要有一次呈現陽性反應，即稱為陽性(+)。以上述為例，假設糖尿病的盛行率為 5%，某族群人口數為 10,000。

   (1) 第一次篩檢（血糖測試）：第一次篩檢結果如表 5-6 所示，得知其敏感度(sen1)為 70%，精確度(spe1)為 80%。

   (2) 第二次篩檢（葡萄糖耐受性測試）：第二次篩檢結果如表 5-7 所示，得知其敏感度(sen2)為 90%，精確度(spe2)為 90%。

表 5-6　一次篩檢結果

篩檢結果	糖尿病		
	有病	沒病	Total
+	350	1,900	2,250
−	150	7,600	7,750
Total	500	9,500	10,000

表 5-7　二次篩檢結果

篩檢結果	糖尿病		
	有病	沒病	Total
+	135	760	895
−	15	6,840	6,855
Total	150	7,600	7,750

淨敏感度$=\frac{350+135}{500}=97\%=1-(1-sen1)\times(1-sen2)=1-(1-0.7)\times(1-0.9)=97\%$。

淨精確度$=\frac{6840}{9500}=72\%=spe1\times spe2=(0.8)(0.9)=72\%$。

因此，經過二階段平行篩檢後，其淨敏感度會提高，而其淨精確度則會下降，目的為降低假陰性（1-敏感度%）之可能性。表示會篩出較多陽性反應的病人，但其真正沒病且篩檢後呈現陰性的比率會降低，一般常適用於乳癌、子宮頸癌等，早期發現治療效果較好或存活率較佳的篩檢。

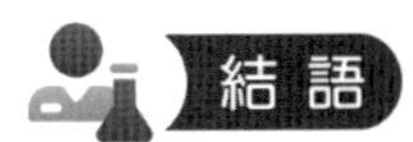

結語

本章討論臨床診斷及篩檢時，敏感度、精確度、陽性預測值、陰性預測值及重覆測量的一致性，更明確地說，如果重覆測量的一致性（信度）不好，縱使敏感度及精確度再好，這個試驗也很少會被使用。

EXERCISE

1. A physical examination was used to screen for breast cancer in 2,500 women with biopsy- proven adenocarcinoma of the breast and in 5,000 age and race-matched control women. The results of the physical examination were positive (i.e., a mass was palpated) in 1,800 cases and 800 control women, all of whom showed no evidence of cancer at biopsy.

(1)The sensitivity of the physical examination was:___________

(2)The specificity of the physical examination was:___________

(3)The positive predictive value of the physical examination was:__________

2. A screening test is used in the same way in two similar populations, but the proportion of false-positive results among those who test positive in population A is lower than that among those who test positive in population B. What is the likely explanation for this finding?

   a. It is impossible to determine what caused the difference
   b. The specificity of the test is lower in population A
   c. The prevalence of disease is higher in population A
   d. The specificity of the test is higher in population A

1. 有位醫師針對曾接受乳癌篩檢且其切片為惡性之 2,500 名乳癌患者及 5,000 位經年齡與種族配對後之對照進行檢查，結果發現經該醫師檢查後病例組（切片結果為不正常的乳癌患者）有 1,800 名呈現陽性反應；對照組（切片結果為正常的非乳癌患者）有 800 名呈現陽性反應。

(1)該醫師檢查之敏感度為何？ __________

(2)該醫師檢查之精確度為何？ __________

(3)經該醫師檢查後之陽性預測值為何？ __________

2. 以相同的篩檢方法對兩群相似的族群作篩檢，但族群 A 偽陽性的比率遠低於族群 B 偽陽性的比率，其可能的解釋為：
   a. 以上資料不足無法判斷
   b. 族群 A 之精確度較族群 B 之精確度為低
   c. 族群 A 之疾病盛行率較族群 B 之疾病盛行率為高
   d. 族群 A 之精確度較族群 B 之精確度為高

3. A physical examination and an audiometric test were given to 500 persons with suspected hearing problems, of whom 300 were actually found to have them. The results of the examinations were as follows:

▶Physical Examination

Result	**Hearing Problems**	
	Present	Absent
Positive	240	40
Negative	60	160

▶Audiometric Test

Result	**Hearing Problems**	
	Present	Absent
Positive	270	60
Negative	30	140

Compared to physical examination, the audiometric test is:

a. Equally sensitive and specific

b. Less sensitive and less specific

c. Less sensitive and more specific

d. More sensitive and less specific

e. More sensitive and more specific

3. 500 位疑似聽力有問題的民眾，經身體檢查及聽力測試後，發現 300 位確實聽力有問題，其結果如下表所示：

▶身體檢查

檢查結果	聽力有問題	
	有	無
陽 性	240	40
陰 性	60	160

▶聽力測試

檢查結果	聽力有問題	
	有	無
陽 性	270	60
陰 性	30	140

聽力測試與身體檢查作比較後發現：

a. 敏感度及精確度均相同

b. 敏感度及精確度均較差

c. 敏感度較差但精確度較好

d. 敏感度較好但精確度較差

e. 敏感度及精確度均較好

4. Two pediatricians want to investigate a new laboratory test that identifies streptococcal infections. Dr. Kidd uses the standard culture test, which as a sensitivity of 90% and a specificity of 96%. Dr. Childs uses the new test, which is 96% sensitive and 96% specific. If 200 patients undergo culture with both tests, which of the following is correct?
   a. Dr. Kidd will correctly identify more people with streptococcal infection tan Dr. Childs
   b. Dr. Kidd will correctly identify fewer people with streptococcal infection than Dr. Childs
   c. Dr. Kidd will correctly identify more people without streptococcal infection than Dr. Childs
   d. The prevalence of streptococcal infection is needed to determine which pediatrician will people with disease.

5. A colon cancer screening study is being conducted in Nottingham, England. Individuals aged 50 to 75 years will be screened with the Hemoccult test. In this test, a stool sample is tested for presence of blood.

(1) Te Hemoccult test has a sensitivity of 70% and a specificity of 75%. If Nottingham has a prevalence of 12/1,000 for colon cancer, what is the positive predictive value of the test? __________

(2) If the Hemoccult test is negative, no further testing is done. If the Hemoccult test is negative, no further testing is done. If the Hemoccult test is positive, the individual will have a second stool sample tested with the Hemoccocult II test. If this second sample also tests positive for blood, the individual will be referred for more extensive evaluation. The effect on net sensitivity and net specificity of this method of screening:

a. Net sensitivity and net specificity are both increase
b. Net sensitivity is decreased, net specificity is increased
c. Net sensitivity remains the same and net specificity is increased
d. Net sensitivity is increased and net specificity is decreased
e. The effect on net sensitivity and net specificity cannot be determined from the data

4. 兩位小兒科醫師想要了解以新的實驗室診斷方法判定病人是否受金黃色葡萄球菌感染的情形，Dr. Kidd 使用標準方法培養測試，其敏感度為 90%，精確度為 96%；Dr. Childs 使用新法培養測試，其敏感度與精確度皆為 96%。假設有 200 人使用上述兩種測試，以下敘述何者為真？
   a. Dr. Kidd 將比 Dr. Childs 找出更多受金黃色葡萄球菌感染者
   b. Dr. Kidd 將比 Dr. Childs 找出較少受金黃色葡萄球菌感染者
   c. Dr. Kidd 將比 Dr. Childs 找出更多未受金黃色葡萄球菌感染者
   d. 兩位小兒科醫師將需要知道受金黃色葡萄球菌感染的盛行率以找出哪些人確實有病

5. 在英國諾丁堡針對 50~75 歲的居民以潛血測試進行直腸癌篩檢
(1)潛血測試之敏感度為 70%，精確度為 75%。假設諾丁堡直腸癌之盛行率為每千人有 12 人，試求其陽性預測值為何？ ___________
(2)若潛血測試為陰性反應則不需再作進一步檢查；若為陽性，則需再作一次糞便檢查，若第二次檢查亦呈陽性，則將需轉診作更深入的檢查。此種篩檢方式其淨敏感度及淨精確度將：
   a. 淨敏感度及淨精確度兩者將增加
   b. 淨敏感度將減少，淨精確度將增加
   c. 淨敏感度相同，淨精確度將增加
   d. 淨敏感度將增加，淨精確度將減少
   e. 根據上述資料淨敏感度及淨精確度並無法估計

6. Two physicians were asked to classify 100 chest X-rays as "abnormal" or "normal" independently. The comparison of their classification is shown in the following table:

▶ Classification of Chest X-Rays by Physician1 Compared to Physician 2

Physician 1	Physician 2		
	Abnormal	Normal	Total
Abnormal	40	20	60
Normal	10	30	40
Total	50	50	100

(1) The simple, overall percent agreement between the two physicians out of the total is:__________

(2) The overall percent agreement between the two physicians, removing the X-rays that both physicians classified as normal, is:__________

(3) The value of kappa is:__________

(4) This kappa represents which kind of agreement?

a. Excellent

b. Intermediate to good

c. Poor

6. 兩位醫師分別判讀 100 位患者之 X 光片，結果如下表所示：

▶ 兩位醫師判讀結果

第一位醫師	第二位醫師		
	異 常	正 常	總 計
異 常	40	20	60
正 常	10	30	40
總 計	50	50	100

(1)兩位醫師判讀結果相同的百分比為何？ ___________

(2)去除兩位醫師判讀結果均為正常的個案後，其判讀結果相同的百分比為何？ ___________

(3)Kappa 係數的值為何？ ___________

(4)計算所得 Kappa 係數之一致性為何？

a. 很好

b. 普通

c. 不好

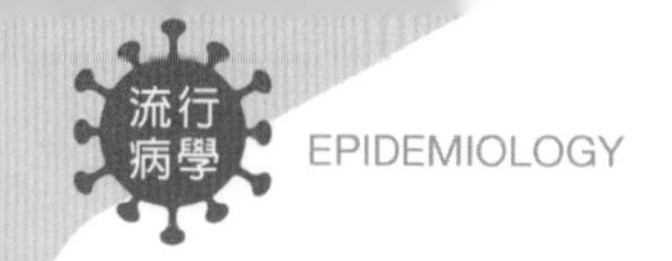

7. 500 students entering *X* University in 2000 had their blood cholesterol levels measured. Screening tests A and B were used to detect abnormal cholesterol levels defined as 200 mg/dl or higher. The sensitivity of test A is 80% and the sensitivity of test B is 90%. The specificity of test A is 70% and the specificity of test B is 80%. Review of medical records reveals that 40% of the class has abnormal cholesterol levels.

(1) If test B was used only to confirm abnormal levels detected by test A (sequential testing), how many students will be correctly classified as having normal and abnormal cholesterol levels?

a. 160 abnormal, 90 normal
b. 90 abnormal, 160 normal
c. 144 abnormal, 72 normal
d. 144 abnormal, 282 normal
e. 282 abnormal, 144 normal

(2) The same screening tests, A and B, were used sequentially to test another class. In this class, the underlying rate of cholesterol levels of 200 mg/dl or higher (abnormal levels) was 50%. Which of the following will result?

a. The net sensitivity and the net specificity would remain the same.
b. The percentage of the students who truly do not have abnormal cholesterol levels bur are falsely classified would decrease.
c. The prevention of students would increase but the net specificity and positive predictive value would remain the same.
d. The net sensitivity would increase but the net specificity and positive predictive value would remain the same.
e. The effects on the net sensitivity, net specificity and predictive value cannot be determined because the size of the population is unknown.

(3) Which of the following testing methods will correctly classify the most students with abnormal cholesterol levels?

a. Test A by itself

b. Test B by itself

c. Test B used to confirm abnormal levels detected by test A (sequential testing)

d. Test A used to confirm abnormal levels detected by test B (sequential testing)

e. Simultaneous testing with A and B to detect any abnormal levels

7. 某大學 500 位新生分別以 A 及 B 兩種方法作血中膽固醇篩檢，A、B 篩檢方法之敏感度分別為 80%、90%；其精確度分別為 70%、80%。假設根據病歷記載顯示血中膽固醇異常率為 40%：

(1)若只有 A 篩檢方法呈現異常反應，才會以 B 篩檢方法作進一步篩檢（序列篩檢），試求分別有多少位學生將被篩檢出血中膽固醇異常及正常？

a. 160 位為異常，90 位為正常

b. 90 位為異常，160 位為正常

c. 144 位為異常，72 位為正常

d. 144 位為異常，282 位為正常

e. 282 位為異常，144 位為正常

(2)以相同的 A 方法及 B 方法作篩檢，若血中膽固醇異常率提高為 50%，則：

a. 淨敏感度及淨精確度兩者將相同

b. 假陽性的比率將減少

c. 淨精確度及陽性預測值均相同

d. 淨敏感度將增加，但淨精確度及陽性預測值則相同

e. 因樣本大小未知，因此其淨敏感度、淨精確度及陽性預測值無法估計

(3)以下何種方法將可正確找出最多血中膽固醇異常的個案？

a. A 篩檢方法

b. B 篩檢方法

c. 先使用 A 方法篩檢再使用 B 方法篩檢

d. 先使用 B 方法篩檢再使用 A 方法篩檢

e. A 篩檢方法及 B 篩檢方法同步使用

EPIDEMIOLOGY

CHAPTER 06

疾病的存活率分析

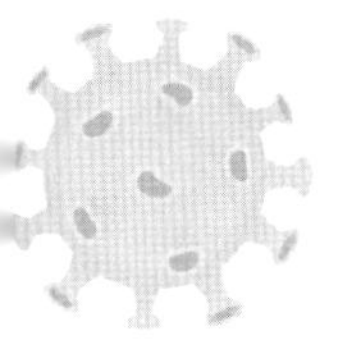

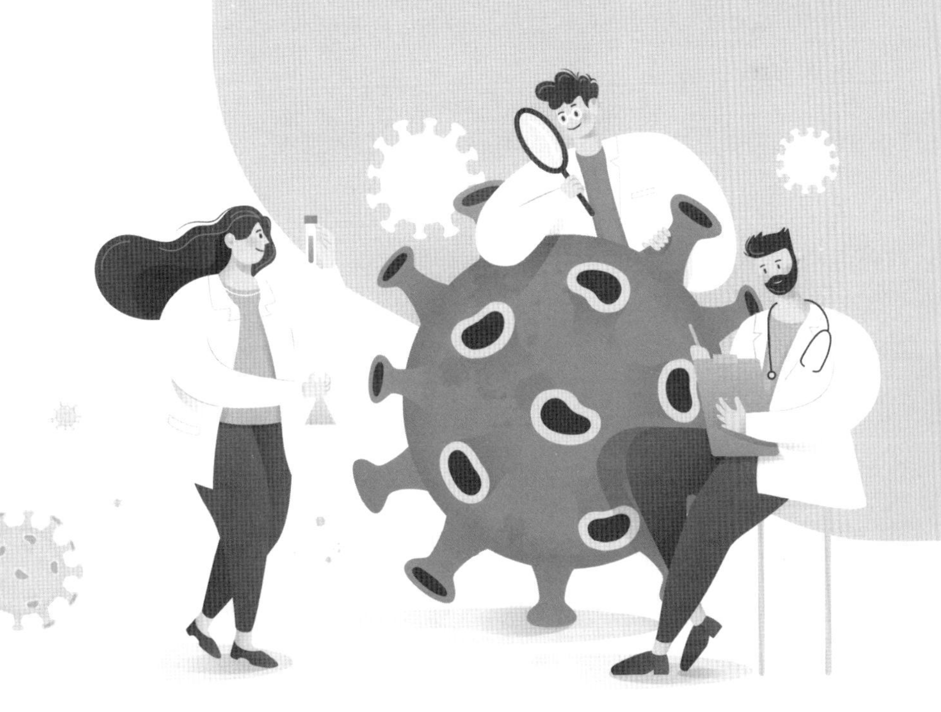

學習目標 OBJECTIVES

1. 瞭解疾病預後常見的測量指標。
2. 說明人年的概念及其計算方法。
3. 如何利用生命表及卡普－米爾方法估算存活率。

前言 FOREWORD

本章將著重在如何利用生命表或卡普－米爾的方法估算存活率。若以生命表來計算，必須注意以下三個重要前提：(1)治療的成效或存活的情形並不會隨著時間而改變；(2)研究中能追蹤到的人與失去追蹤的人，其存活情形相同；(3)估算的時間間距必須相當規則，如一年或一個月之限制。而卡普－米爾的方法可根據其實際上死亡的時間點來推算其存活率，而不用受時間間距必須相當規則的限制。

測量疾病的預後可以下列六種指標來表示：

1. 致死率(case-fatality rate)。
2. 5 年的存活率。
3. 利用生命表(life table)的方法估算其存活率。
4. 利用卡普－米爾(Kaplan-Meier)的方法估算其存活率。
5. 存活時間的中位數(median survival time)。
6. 相對存活率(relative survival rate)。

6-1 致死率與人年數的概念

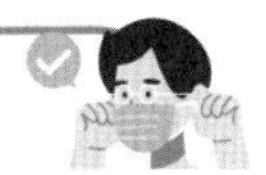

$$致死率 = \frac{因得該病而死亡的人數}{得該病的人數}$$

通常致死率並未考慮時間的因素，一般是用來假設當疾病被診斷出來之後，很快會有死亡的情況發生，因此致死率較適用於急性的傳染病，而不適用於慢性疾病。

若我們欲考慮時間的因素，我們可推算其人年(person-years)數當成疾病預後指標的分母。以圖 6-1 為例，2 個人觀察 5 年，我們可計算出其人年數等於 2 人×5 年＝10 個人年，亦相等於 5 個人各觀察 2 年。因此，我們必須假設每一人年的危險性都是相同的，亦即（2 人年－1 人年）相等於（5 人年－4 人年）。

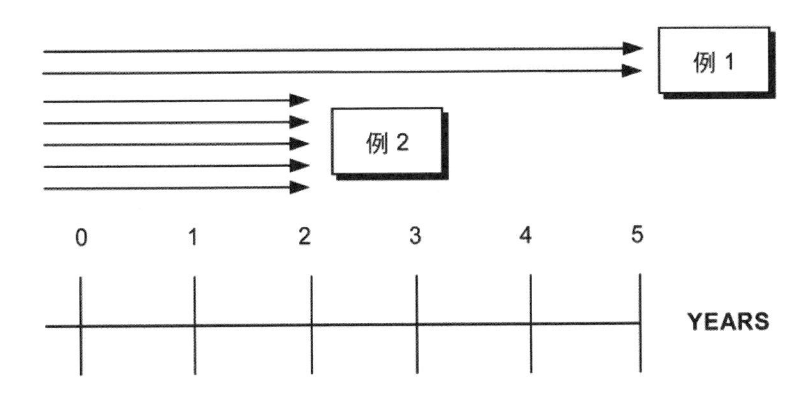

圖 6-1　人年數概念：10 個人年相等於 2 個人觀察 5 年（例 1）或 5 個人各觀察 2 年（例 2）

以圖 6-2 為例，假設疾病的高危險期，通常發生於疾病被診斷出來的前 20 個月，由例 3 我們可看出大部分的人年座落在高危險群以外，相反的，例 4 可發現大部分的人年數座落在高危險群以內，因此我們可以預期，例 4 的死亡人數會高於例 3，雖然這是個問題，但我們仍經常利用人年來計算疾病的預後指標之分母。

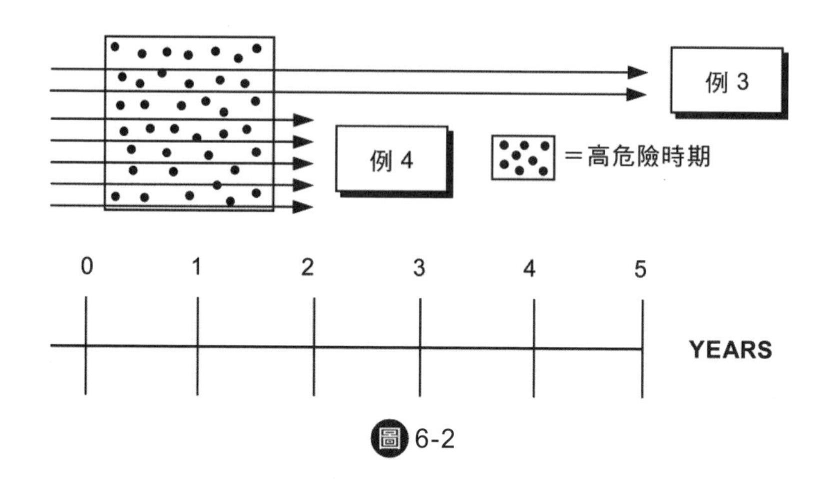

圖 6-2

6-2 存活率的估算方式

一、5 年的存活率

5 年存活率通常用來評估接受癌症治療後，其存活的情形。以圖 6-3 為例，若疾病從被診斷出來後並加以治療到死亡的存活時間少於 5 年，則不適用此種方式來表示。

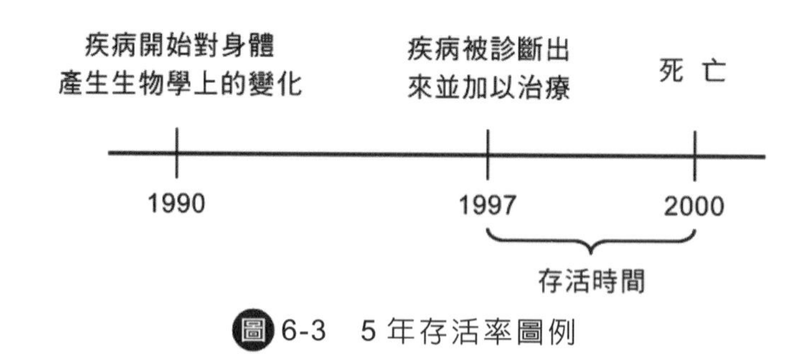

圖 6-3　5 年存活率圖例

二、存活率－以生命表(Life Table)估算

生命表的使用須小心，並有以下兩個重要的前提：

1. 治療的成效或存活的情形並不會隨時間而改變(no secular change)。
2. 加入研究能追蹤到的人與失去追蹤的人，其死亡或存活的情形相同。

範例 1

假設病人從 2016~2020 年接受治療，並追蹤至 2021 年且沒有失去追蹤的情形，我們可利用生命表的方法估算其存活率，其步驟如下：

1. 根據表 6-1 的資料，將每年接受治療後存活的人數重新整理成表 6-2，得出每一年年底存活的人數。

表 6-1

開始接受治療的年份	接受治療的病人數	接受治療後每一年存活的病人數				
		2017	2018	2019	2020	2021
2016	84	44	21	13	10	8
2017	62		31	14	10	6
2018	93			50	20	13
2019	60				29	16
2020	76					43

表 6-2

開始接受治療的年份	接受治療的病人數	至該年年底存活的病人數				
		第一年	第二年	第三年	第四年	第五年
2016	84	44	21	13	10	8
2017	62	31	14	10	6	
2018	93	50	20	13		
2019	60	29	16			
2020	76	43				

2. 利用表 6-2 的資料，我們可計算出第一年的存活機率(P_1)= $\frac{197}{375}$ =197/375=0.525，見表 6-3。

表 6-3

開始接受治療的年份	接受治療的病人數	至該年年底存活的病人數				
		第一年	第二年	第三年	第四年	第五年
2016	84	44	21	13	10	8
2017	62	31	14	10	6	
2018	93	50	20	13		
2019	60	29	16			
2020	76	43				
Total	375	197				

$$P_1 = \frac{197}{375} = 0.525$$

3. 利用表 6-4 的資料，可計算出由第一年底至第二年的存活機率(P_2)= $\frac{71}{197-43}$ =0.461。

表 6-4

開始接受治療的年份	接受治療的病人數	至該年年底存活的病人數				
		第一年	第二年	第三年	第四年	第五年
2016	84	44	21	13	10	8
2017	62	31	14	10	6	
2018	93	50	20	13		
2019	60	29	16			
2020	76	43				
Total		197	71			

$$P_2 = \frac{71}{197-43} = 0.461$$

4. 利用表 6-5 的資料，可計算出由第二年底至第三年的存活機率(P_3)=
$\frac{36}{71-16}$=0.655。

表 6-5

開始接受治療的年份	接受治療的病人數	至該年年底存活的病人數				
		第一年	第二年	第三年	第四年	第五年
2016	84	44	21	13	10	8
2017	62	31	14	10	6	
2018	93	50	20	13		
2019	60	29	16			
2020	76	43				
Total			71	36		
				$P_3=\frac{36}{71-16}=0.655$		

5. 利用表 6-6 的資料，可計算出由第三年底至第四年的存活機率(P_4)=
$\frac{16}{36-13}$=0.696。

表 6-6

開始接受治療的年份	接受治療的病人數	至該年年底存活的病人數				
		第一年	第二年	第三年	第四年	第五年
2016	84	44	21	13	10	8
2017	62	31	14	10	6	
2018	93	50	20	13		
2019	60	29	16			
2020	76	43				
Total				36	16	
					$P_4=\frac{16}{36-13}=0.696$	

6. 利用表 6-7 的資料，可計算出由第四年底至第五年的存活機率(P_5)= $\frac{8}{16-6}$=0.8。

表 6-7

開始接受治療的年份	接受治療的病人數	至該年年底存活的病人數				
		第一年	第二年	第三年	第四年	第五年
2016	84	44	21	13	10	8
2017	62	31	14	10	6	
2018	93	50	20	13		
2019	60	29	16			
2020	76	43				
Total					16	8
						$P_5=\frac{8}{16-6}$=0.800

7. 根據上述存活率資料可計算出不同時間長短的累積存活率，如下：

1 年的存活機率＝P_1=0.525=52.5%

2 年的存活機率＝$P_1 \times P_2$=0.525×0.461=0.242=24.2%

3 年的存活機率＝$P_1 \times P_2 \times P_3$=0.525×0.461×0.655=0.159=15.9%

4 年的存活機率＝$P_1 \times P_2 \times P_3 \times P_4$=0.525×0.461×0.655×0.696=0.110=11.0%

5 年的存活機率＝$P_1 \times P_2 \times P_3 \times P_4 \times P_5$

＝0.525×0.461×0.655×0.696×0.800=0.088=8.8%

範例 2

假設有失去追蹤的情形，其詳細存活資料如表 6-8。第(1)欄表示開始治療至目前的時間間距；第(2)欄表示每一間距開始時的存活人數；第(3)欄表示在此一間距期間死亡的人數；第(4)欄表示在此一間距期間失去追蹤的人數。估算存活率其步驟如下：

表 6-8

(1) 從治療開始至目前的時間間距(x)	(2) 該時間間距開始時的存活人數(l_x)	(3) 在間距期間死亡的人數(d_x)	(4) 在間距期間失去追蹤的人數(w_x)
1st year	375	178	0
2nd year	197	83	43
3rd year	71	19	16
4th year	36	7	13
5th year	16	2	6

1. 將資料整理成表 6-9。

表 6-9

(1) 從治療開始至目前的時間間距(x)	(2) 該時間間距開始時的存活人數(l_x)	(3) 在間距期間死亡的人數(d_x)	(4) 在間距期間失去追蹤的人數(w_x)	(5) 在某間距期間內可能因暴露而死亡的人數(l'_x)	(6) 在此一間距期間內之死亡率(q_x)	(7) 在此一間距期間內之存活率(p_x)	(8) 病人從開始接受治療至某一期間為止累積存活率(P_x)
1st year	375	178	0	375.0	.475	.525	.525
2nd year	197	83	43	175.5	.473	.527	.277
3rd year	71	19	16	63.0	.302	.698	.193
4th year	36	7	13	29.5	.237	.763	.147
5th year	16	2	6	13.0	.154	.846	.124

2. 第(5)欄表示在某間距期間內可能因暴露而死亡的人數：

$$l'_x=Col(2)-\frac{1}{2}[Col(4)]$$ 。

3. 第(6)欄表示在此一間距期間內之死亡率：$(qx)=\frac{Col(3)}{Col(5)}$ 。

4. 第(7)欄表示在此一間距期間內之存活率：(px)=1-Col(6)。

5. 第**(8)**欄表示病人從開始接受治療至某一期間為止累積存活率(Px)，其推算方式如下：

   1 年的存活機率＝P_1=0.525=52.5%

   2 年的存活機率＝$P_1 \times P_2$=0.525×0.527=0.277=27.7%

   3 年的存活機率＝$P_1 \times P_2 \times P_3$=0.525×0.527×0.698=0.193=19.3%

   4 年的存活機率＝$P_1 \times P_2 \times P_3 \times P_4$=0.525×0.527×0.698×0.763=147=14.7%

   5 年的存活機率＝$P_1 \times P_2 \times P_3 \times P_4 \times P_5$

   ＝0.525×0.527×0.698×0.763×0.846=0.124=12.4%

三、存活率－以卡普－米爾(Kaplan-Meier)方法估算

卡普－米爾方法可不受時間間距必須相當規則如一年或一個月之限制，可根據其實際上死亡的時間點來推算其存活率，以圖 6-4 為例，假設有 6 個病人加入我們的研究，其中 4 個死亡，2 個失去追蹤，其死亡的時間分別為加入我們研究後 4 個月、10 個月、14 個月及 24 個月。

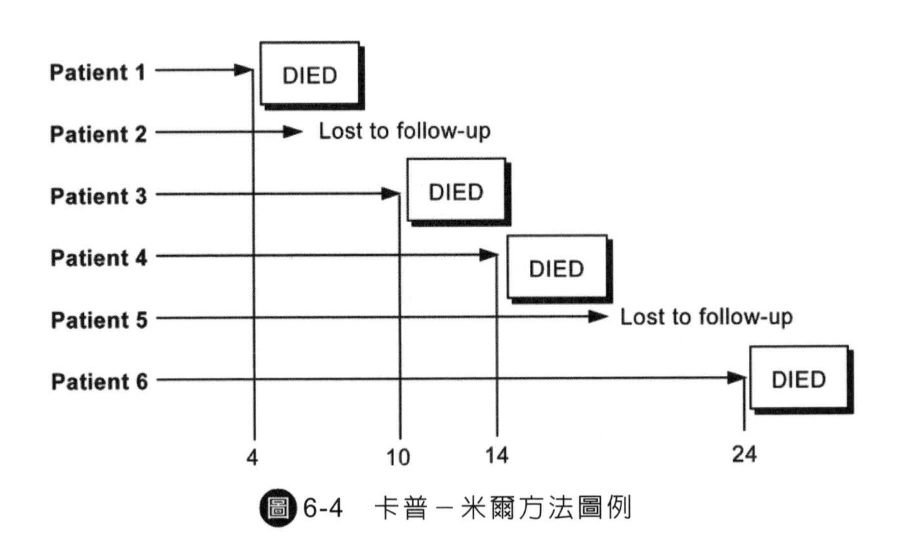

圖 6-4　卡普－米爾方法圖例

以卡普－米爾方法推算其存活率的步驟如下：

1. 將圖 6-4 之資料轉換成表 6-10，第(1)欄表示每一個病人從加入研究開始接受治療到死亡的時間（月）。
2. 估算在每一時間點存活的人數，如第(2)欄所列。
3. 估算每一時間點死亡的人數，如第(3)欄所列。
4. 推算在那個時間點的死亡率＝$\dfrac{\text{Col(3)}}{\text{Col(2)}}$，如第(4)欄所列。
5. 由 1－Col(4)可推算出在那個時間點的存活率，如第(5)欄所列。
6. 推算在那個時間點的累積存活率，如第(6)欄所列，詳細計算如下：

   4 個月的存活機率＝P_1=0.833=83.3%

   10 個月的存活機率＝$P_1 \times P_2$=0.833×0.750=0.625=62.5%

   14 個月的存活機率＝$P_1 \times P_2 \times P_3$=0.833×0.750×0.667=0.417=41.7%

   24 個月的存活機率＝$P_1 \times P_2 \times P_3 \times P_4$=0.833×0.750×0.667×0=0=0%

表 6-10

(1) 每一個病人從加入研究開始接受治療到死亡的時間（月）	(2) 在每一時間點存活的人數	(3) 每一時間點死亡的人數	(4) 在那個時間點的死亡率	(5) 在那個時間點的存活率	(6) 在那個時間點的累積存活率
4	6	1	.167	.833	.833
10	4	1	.250	.750	.625
14	3	1	.333	.667	.417
24	1	1	1.000	.000	.000

6-3 存活時間的中位數與相對存活率

一、存活時間的中位數(Median Survival Time)

我們以存活時間中位數來表示疾病的預後而不用平均存活時間的原因有二：(1)較不易受極端值的影響；(2)較節省時間，只須觀察整個族群中約一半的死亡人數即可。

二、相對存活率(Relative Survival Rate)

$$\text{相對存活率}=\frac{\text{疾病在某一族群所觀察到的存活率}}{\text{假如疾病消失，預期的存活率}}$$

假設我們欲研究 30 歲男性直腸癌的五年存活率，如果他們沒有直腸癌的預期存活率將很接近 100%，然而如果研究 80 歲的男性直腸癌的存活率，如果他們沒有直腸癌的預期存活率將很難接近 100%。假設我們想要比較男性直腸癌的存活率與如果他們沒有罹患直腸癌的預期存活率，即可以相對存活率(relative survival rate)來表示。表 6-11 顯示男性各個年齡層的存活率與相對存活率，我們可發現年齡越大的族群，其存活率與相對存活率有明顯的不同，而在年輕族群，其存活率與相對存活率則沒有明顯的不同。

表 6-11 5 年存活率與相對存活率

年齡（歲）	存活率(%)	相對存活率(%)
＜45	55.6	56.3
45~54	57.1	59.2
55~64	53.6	58.5
65~74	47.8	57.8
＞75	31.7	54.1

*Surveillance, Epidemiology, and End Results Study.

From Ries LAG, Hankey BF, Miller B. A., et al: Cancer Statistics Review, 1973-88. Bethesda, M. D., National Cancer Institute, NIH Publication No. 91-2789,1991.

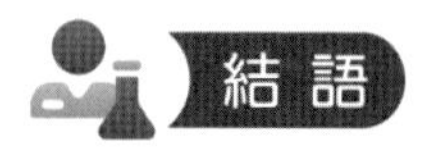

本章討論致死率、5 年存活率、生命表估算存活率、卡普－米爾方法估算存活率、存活時間中位數及相對存活率等六種疾病預後的表示方法，到底那一個方法比較適用於何種資料，則依所能獲得資料的詳細程度與研究資料分析的目的而定。

EXERCISE

1. Which of the following is/are a good index or the severity of a short-term, acute disease:
   a. Cause-specific death rate
   b. 5-year survival
   c. Case-fatality rate
   d. Standardized mortality ratio
   e. None of the above
2. One hundred eighty patients were treated for disease X from 1991 to 1993, and their progress was followed to 1994. The treatment results are given in the following tables. No patients were lost to follow-up. The probability of surviving 3 years is__________

Year of Treatment	No. of Patients Treated	No. of patients Alive on Each Anniversary		
		1st	2nd	3rd
1991	75	60	56	48
1992	63	55	31	
1993	42	37		
	180	152	87	48

3. An important assumption in this type of analysis is that:
   a. Treatment has improved during the period of the study
   b. Quality of record-keeping has improved during the period of the study
   c. No change has occurred in the effectiveness of the treatment during the period of the study
   d. An equal number of men and women were enrolled each year
   e. None of the above

1. 以下何者為描述短期急性疾病的適當指標：
   a. 死因別死亡率
   b. 5 年存活率
   c. 致死率
   d. 標準化死亡比
   e. 以上皆非

2. 180 位罹患 X 疾病病人於 1991~1993 年間接受治療，追蹤其癒後情形至 1994 年止，其結果如下表所示。假設並無病人失去追蹤，試求 3 年存活率為何？ __________

接受治療年份	接受治療的病人數	每一年病人存活人數		
		第一年	第二年	第三年
1991	75	60	56	48
1992	63	55	31	
1993	42	37		
	180	152	87	48

3. 上述分析方法其重要的假設為：
   a. 在研究進行期間此治療方法有明顯改善
   b. 在研究進行期間由病歷紀錄上看見明顯改善
   c. 在研究進行期間治療的成效沒有改變
   d. 每年加入此研究的男性與女性人數相同
   e. 以上皆非

4. A diagnostic test has been introduced that will detect a certain disease 1 year earlier than it is usually detected. Which of the following is most likely to happen to the disease within the 10 years after the test is introduced? (Assume that early detection has no effect on the natural history of the disease. Also assume that no changes in death certification practices occur during the 10 years.)
   a. the period prevalence rate will decrease
   b. the apparent 5-year survival rate will increase
   c. The age-adjusted mortality rate will decrease
   d. The age-adjusted mortality rate will increase
   e. The incidence rate will decrease

5. Which of the following statement(s) pertains to relative survival?
   a. Refers to survival of first-degree relatives
   b. Is generally closer to observed survival in elderly populations
   c. Is generally closer to observed survival young populations
   d. Generally differs from observed survival by a constant amount, regardless of age
   e. None of the above

4. 一項新的診斷方法能比傳統方法提早一年偵測到某病，以下何種情況較可能於新的診斷方法引進後 10 年內發生？（假設提早偵測並無法改變某病的自然史，且某病 10 年內的死亡診斷方法並沒有改變）
   a. 周期盛行率將遞減
   b. 5 年存活率將遞增
   c. 調整年齡後的死亡率將遞減
   d. 調整年齡後的死亡率將遞增
   e. 發生率將遞減

5. 以下何者對相對存活率敘述為真？
   a. 又稱為第一級相對存活率
   b. 一般而言，相對存活率在較老族群與觀察存活率相當接近
   c. 一般而言，相對存活率在較年輕族群與觀察存活率相當接近
   d. 一般而言，相對存活率與觀察存活率的差異為一定數，而與年齡無關
   e. 以上皆非

-MEMO-

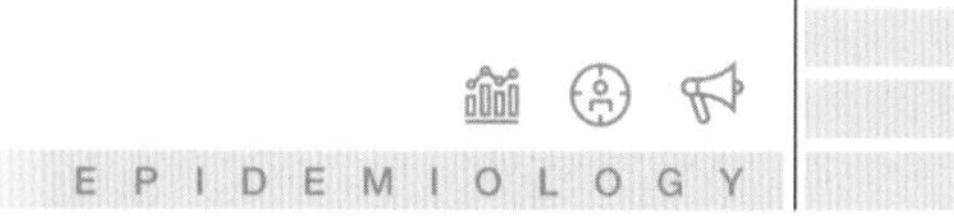

CHAPTER 07

流行病學研究的類型

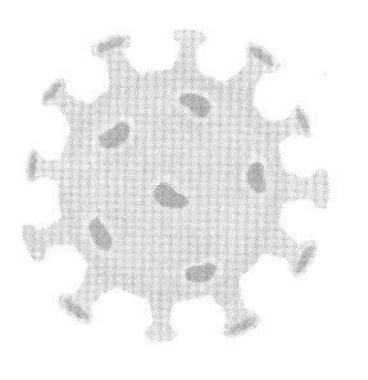

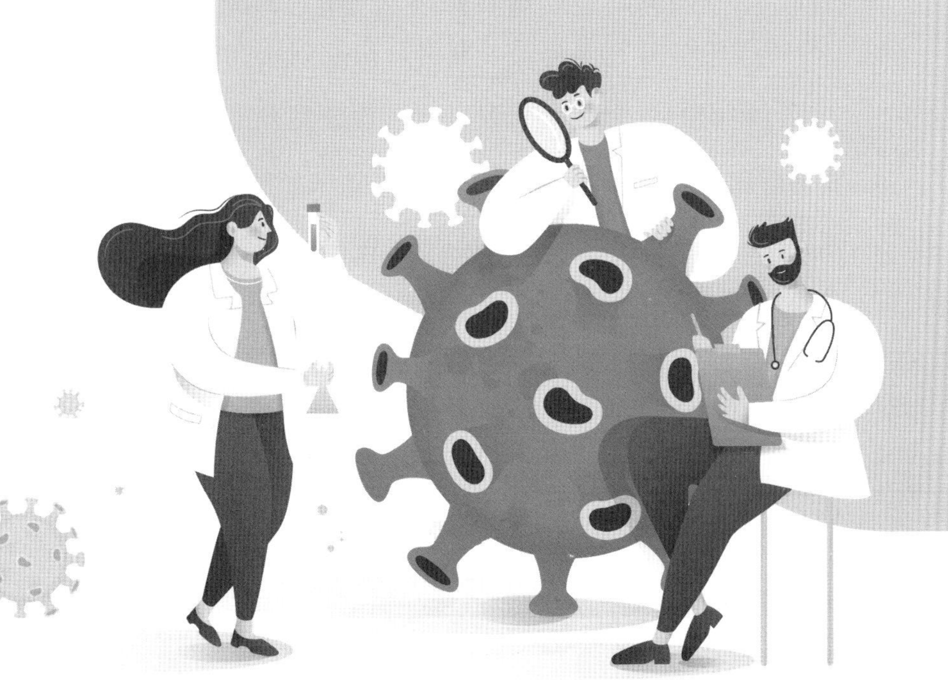

學習目標 OBJECTIVES

1. 清楚區分流行病學研究的類型。
2. 說明實驗型流行病學的種類及其應用。
3. 說明非實驗型流行病學或觀察型流行病學的種類及其應用。
4. 比較實驗型流病學與非實驗型流行病學之不同。

前言 FOREWORD

本章將以簡單的流程圖透過是否有對照組、臨床介入及時間的移動等向度來簡單說明流行病學研究的種類，使讀者對流行病學的研究方法有清楚的輪廓及認識。

一般來說，實驗型流行病學研究與非實驗型流行病學研究最大的不同為是否有臨床的介入(intervention)，而在非實驗型流行病學研究（又稱為觀察型流行病學研究）中，若沒有時間的移動，則稱為橫斷型的研究，若時間的移動為過去式，則稱為回溯型研究或病例對照研究，若時間的移動為未來式，則稱為預測型研究或世代追蹤研究。

流行病學的研究類型大致可分為實驗型及非實驗型研究兩大類。

1. **實驗型研究(experimental study)**：臨床試驗(clinical trial)、田野試驗(field trial)、社區介入試驗(community intervention trial)等。
2. **非實驗型研究(non-experimental study)**：世代追蹤研究(cohort study)、病例對照研究(case-control study)、追蹤型及回溯型研究(prospective vs. retrospective study)、橫斷型研究(cross-sectional study)、生態型研究(ecologic study)等。

7-1 實驗型研究

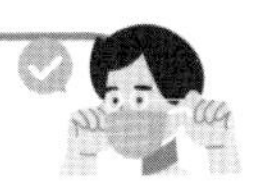

在實驗型研究(experimental study)中，對於特定研究對象的暴露分配是根據研究目標而非研究對象的個別需要。但實驗型研究有其倫理上的限制，包括：

1. 其研究目標不可和研究對象的最大利益產生衝突。
2. 所有的治療選擇方式在既有的知識下是同等被接受的。
3. 研究對象不應被剝奪有些較為大家所偏好的治療或預防措施，只因這些方式不包含於研究設計中。例如若是有其他可行的治療或預防方式，在實驗型研究中使用安慰劑(placebo)是違反研究倫理的。
4. 研究對象應被完全告知參與實驗研究可能產生的後果(informed consent)。

一、臨床試驗

臨床試驗(clinical trial)是以病患（盡可能排除病況太輕微或太嚴重者）為實驗對象，其主要目標在於試圖找出對某一疾病可能的治療方式或找出延遲死亡或避免殘障的預防方式。治療分配應盡量減低可能影響結果的外在因素差異，亦即應盡量將已知或未知的干擾因子均勻的分派到實驗組與安慰劑組，增加其可比較性，以避免干擾。例如假設參與研究的醫生較偏好某一新的治療方式，他們可能會將自己負責的病患或一些較嚴重的病患分配到此一新的治療方式。為避免此問題，隨機分派(randomization)是最好的方法。若患者、做治療分配的人及評估研究結果的人皆不被告知治療分配的訊息，盲目(blinding)的方式可減少報告或測量結果產生偏差，其可分為雙盲試驗(double blind trial)和三盲試驗(triple-blind trial)。

（一）隨機分派(Randomization)的方法

1. 簡單隨機分派(simple randomization)

簡單隨機分派是最常用的固定隨機分派方法，將患者完全隨機分配到不同的研究組。它基於單一隨機分配序列，並且不受先前分配的影響。好處是它簡單並且滿足分配隱藏要求，確保患者不知道會將被分配到哪個組別。簡單的隨機分派可以透過以下方式來執行：

(1) 拋硬幣（例如：正面→控制／反面→介入）。

(2) 擲骰子（例如：1~3→控制／4~6→介入）。

(3) 使用一副洗好的牌（例如：紅色→控制／黑色→介入）。

(4) 使用電腦產生的隨機數序列。

(5) 使用統計教科書中的隨機數表。

簡單隨機分派存在一定的缺點，即沒有考慮共變量(covariates)的影響，並且可能導致組間樣本量不相等。

2. 區塊隨機分派(block randomization)

區塊隨機分派是一種「約束隨機分派」，對於在較小的臨床試驗中實現實驗組規模的平衡是首選。第一步是選擇區塊大小，區塊代表參與者的「子組」，這些參與者將被隨機分配到這些子組或區塊中。區塊大小應該是組數的倍數，例如：如果有兩個群組，則區塊大小可以是 4、6、8 等。一旦確定了區塊大小，則識別區塊內分配的所有可能之不同組合（排列）。然後，每個區塊被隨機分配這些排列之一，並根據排列區塊的特定模式來分配區塊中的個體。

讓我們考慮一個由兩個研究組（安慰劑組和實驗組）和 20 名參與者組成的小型臨床試驗。在這種情況下，基於區塊隨機分派的分配序列將涉及以下步驟：

(1) 研究人員選擇區塊大小：在本例中，我們將使用區塊大小 4（它是研究組數量 2 的倍數）。

(2) 每組內安慰劑(C)和實驗(T)分配的所有 6 種可能的平衡組合如下所示：

TTCC

TCTC

TCCT

CTTC

CTCT

CCTT

這些分配序列被隨機分配給區塊，然後確定每個區塊內 4 個參與者的分配。假設為區塊 1 選擇了序列 TCCT。分配如下：

參與者 1→實驗(T)

參與者 2→安慰劑組(C)

參與者 3→安慰劑者(C)

參與者 4→實驗(T)

我們可以看到，區塊隨機分派確保了實驗組的平等（或接近平等，例如：如果提前終止入組或未完全達到最終目標）分配。區塊隨機分派實施起來很簡單，對於較小的臨床試驗比簡單隨機分派更好，因為治療組將具有相同數量的參與者。讓研究人員對區塊大小不知情或隨機分派區塊大小可以減少潛在的選擇偏差。

3. **分層隨機分派**(stratified randomization)

分層隨機分派旨在防止研究組中癒後變數(prognostic variables)（或患者的基線特徵(baseline characteristics)，也稱為共變量之間的不平衡）。分層隨機分派是另一種類型的約束隨機分派，其中參與者首先根據預定的共變量分組（分層）到不同的分層，其中可能包括年齡、性別、共病症(comorbidities)等。然後在每個層中應用分塊隨機分派分別確保癒後變數和群體規模之間的平衡。

感興趣的變量由研究人員在招募開始之前確定，並根據每個共變量對依變量(dependent variable)的潛在影響進行選擇。每個共變數都有給定的等級數，所有共變數的等級數之乘積決定了試驗的層數。例如：如果為試驗確定了兩個共變量，每個共變量都有兩個等級（假設年齡分為兩個等級[<50 和 50+]，身高[<175cm 和 176+cm]），則總共將建立 4 個分(2×2=4)。

首先根據這些癒後分類將患者分配到適當的分層，然後在每個分層中應用隨機序列。通常採用分組隨機分派來確保每個層中治療組之間的平衡。

因此，分層隨機分派可以防止共變量不平衡，這在參與者較少的小型臨床試驗中尤其重要。儘管如此，如果考慮太多共變量，分層和不平衡控制可能會變得複雜，因為由於各個層內的樣本量較小，過多的層可能會導致患者分配不平衡。因此，為了獲得最佳結果，層數應保持在最低限度。換句話說，只應包括對研究結果和結果具有潛在重要影響的共變量。分層隨機分派還可以減少第 I 類型錯誤，該錯誤描述了「假陽性」結果，其中儘管治療相同，但組間觀察到治療結果存在差異（例如：如果實驗組包含總體愈後較好的參與者，則可能會出現這種情況）結論是介入是有效的，儘管實際上效果只是由於其更好的初始癒後而不是治療）。第 II 類錯誤也減少了，這種錯誤描述了「假陰性」，即沒有注意到組間結果的實際差異。一項試驗確定治療效果的「能力」與這些誤差成反比，而這些誤差與被比較組之間的變異數有關；分層減少了群體之間的差異，從而理論上增加了權力。所需的樣本量隨著效能的增加而減少，這也可以用來解釋為什麼分層對於較小的樣本量相對更有效。

分層隨機分派的一個主要缺點是它需要在分配之前識別所有參與者。它的實用性也受到一些研究人員的爭議，特別是在大樣本量的試驗中，即使使用更簡單的隨機分派技術，共變量也更有可能自然平衡。

（二）盲試(Blinding)

1. **雙盲試驗**(double-blind trial)：在試驗中，病患和評估員皆被隱瞞治療分配的訊息。
2. **三盲試驗**(triple-blind trial)：是指除了病患和評估員被隱瞞治療分配的訊息外，負責統計分析的人也被隱瞞治療分配的訊息。但由於不同治療方式在本質上的差異，病患、評估員及負責治療方式分配的人三方皆被隱瞞治療方式的訊息，在實際應用上並不可行，例如某治療方式若有明顯的副作用，則必須讓病患瞭解此治療方式，而 blinding 的目的為降低評估誤差 evaluation bias 的可能性。

（三）臨床試驗的評估指標

一般評估臨床試驗的療效，常先比較兩組之死亡率、存活率(survival rate)、發生率或副作用(complication)是否不同，再計算本次試驗所用之藥物、治療方法或疫苗是否能有效降低疾病的風險(reduce in risk)，最常見的指標有：

1. 效果(efficacy)：假設公式如下所示，表示施打疫苗後可有效降低多少疾病發生率，用以評估疫苗的效果。

$$效果=\frac{未施打疫苗組的疾病發生率-施打疫苗組的疾病發生率}{未施打疫苗組的疾病發生率}$$

2. 比較兩組的存活曲線(survival curves)是否明顯不同，一般常以 log-rank 檢定，若實驗組之存活率明顯（其檢定之 p 值小於 0.05）高於對照組，則表示經臨床試驗顯示，實驗組之治療效果明顯較對照組為佳。

3. 估計需治療之病人數(number of patients who would need to treat, NNT)：$NNT = \dfrac{1}{\text{未接受治療組的死亡率} - \text{接受治療組的死亡率}}$。

例如未接受治療組的死亡率為 17%，接受治療組的死亡率為 12%，$NNT = \dfrac{1}{17\% - 12\%} = 20$，表示需治療 20 位病人，才可避免 1 位病人的死亡。

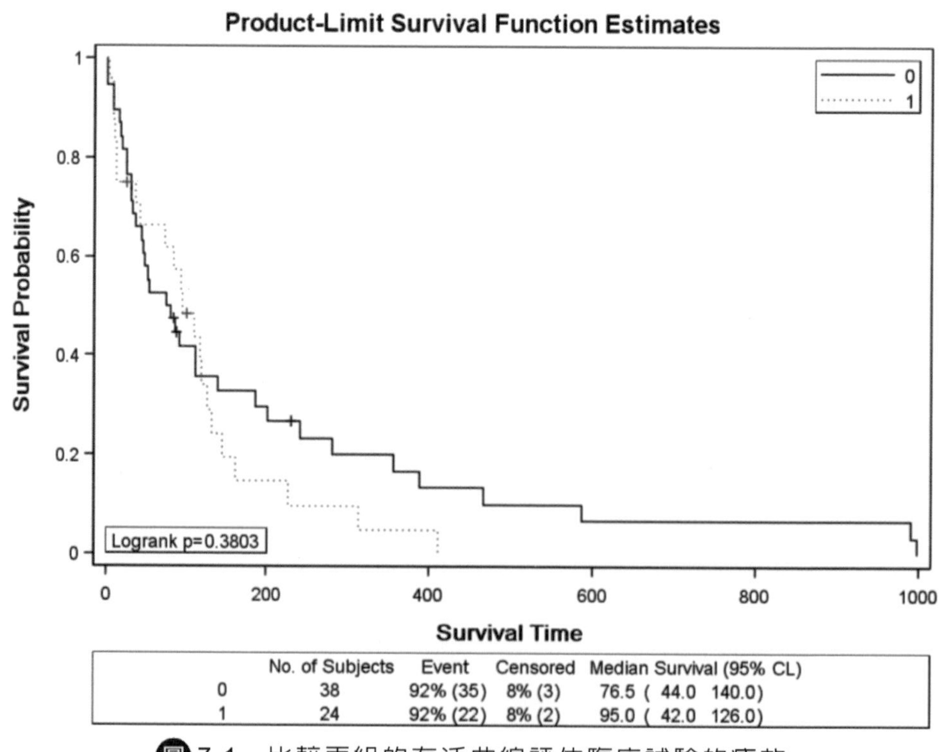

	No. of Subjects	Event	Censored	Median Survival (95% CL)
0	38	92% (35)	8% (3)	76.5 (44.0 140.0)
1	24	92% (22)	8% (2)	95.0 (42.0 126.0)

圖 7-1 比較兩組的存活曲線評估臨床試驗的療效

（四）臨床試驗的研究架構

為避免病人因加入臨床試驗，被隨機分派至非實驗組只給安慰劑而導致病情惡化，造成嚴重違反研究倫理的道德危機，目前的研究大多採行實驗組給予新藥或新的方法治療；對照組給予舊藥或現行的方法治療，再比較其效果(efficacy)何者較佳即可，其研究架構見圖 7-2。

一般而言，若隨機分派病人至新的治療方法，及現行的治療方法兩組，假設實驗結果能確實執行，也沒有嚴重的研究方法之效度問題，並且不服從率(noncompliance rate)很低，即可認為該研究的內在效度(internal validity)沒有太大問題。研究結果的外在效度(external validity)亦可稱為研究結果的外推問題(generalizability)。舉例來說，某研究團隊在某個城市進行阿茲海默症病人新、舊療法的臨床試驗，研究結果發現新療法效果明顯優於舊療法，研究者是否能將本研究結果應用或外推至全國所有阿茲海默症病人，稱之為外在效度的問題。

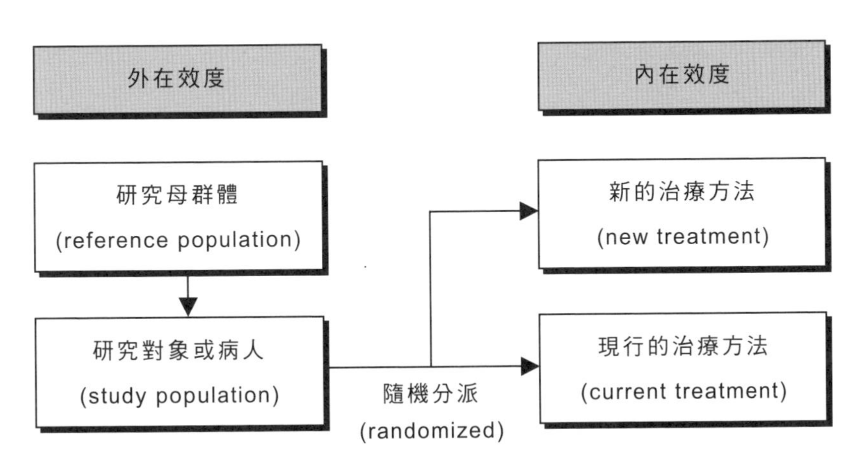

圖 7-2　現行常用的臨床試驗研究架構及內、外在效度

二、田野試驗

田野試驗(field trial)不同於臨床試驗之處在於其研究對象並非病患。田野試驗通常需要較多的研究對象，因此比臨床試驗需要較多的費用，且通常需要至研究對象的工作場所、住家或學校作實地訪視，如評估高劑量的維生素C是否能預防感冒之研究。

三、社區介入試驗

社區介入試驗(community intervention trial)是田野試驗的延伸，田野試驗是以個人為施測對象，而社區介入試驗是以整個社區為單位進行試驗。例如在對疫苗的研究是針對研究對象個別施打疫苗情形，而在飲水中加氟預防齲齒的研究是以社區為單位，評估飲水中加氟對預防齲齒的效果。

7-2 非實驗型研究

非實驗型研究(non-experimental study)又稱為觀察型研究(observational study)，以世代追蹤研究(cohort study)和病例對照研究(case-control study)為主。

一、世代追蹤研究

在世代追蹤研究(cohort study)中，研究者依據一群人暴露於某種可能危險因素的不同程度，將研究對象分成兩組或兩組以上。例如在以化學工人為研究對象的世代研究中，研究者以在不同部門的工廠工人暴露於某化學物質的不同程度做分組，並測量比較每組的疾病發生率。

二、病例對照研究

病例對照研究(case-control study)是選擇患有特定疾病的人群做為病例組，以不患有該疾病但具有可比較性的人群做為對照組，調查兩組人群過去暴露某種可能危險因素的比例，判斷暴露危險因素是否與疾病有相關及其相關程度大小的一種觀察性研究方法。

三、追蹤型及回溯型研究

在追蹤型研究(prospective study)，我們通常在疾病發生前作暴露檢測，而在回溯型研究(retrospective study)是於疾病發生後做暴露檢測。早期，通常將世代追蹤研究歸為追蹤型研究，而病例對照研究則歸為回溯型研究，然而，對於追蹤型和回溯型的區分主要在於疾病與暴露資料收集時間的先後時序，例如病例對照研究可能是追蹤型或是回溯型研究，在追蹤型病例對照研究是在疾病發生前做暴露評估；而回溯型病例對照研究是在疾病發生後做暴露評估。有時追蹤型及回溯型的區分在於研究對象選擇的方式和疾病發生的先後時序，例如實驗型研究通常是追蹤型研究，因為研究者必須先對研究對象作暴露分配，然後等待疾病的發生。

四、橫斷型研究

橫斷型研究(cross-sectional study)又可稱為盛行率研究(prevalence study)，是從特定族群中選取具有代表性的研究對象樣本，在同一時間同時觀察或收集每個人有無罹患疾病以及暴露於危險因子的程度，以研究疾病的危險因子的相關性，其研究架構見圖 7-3。

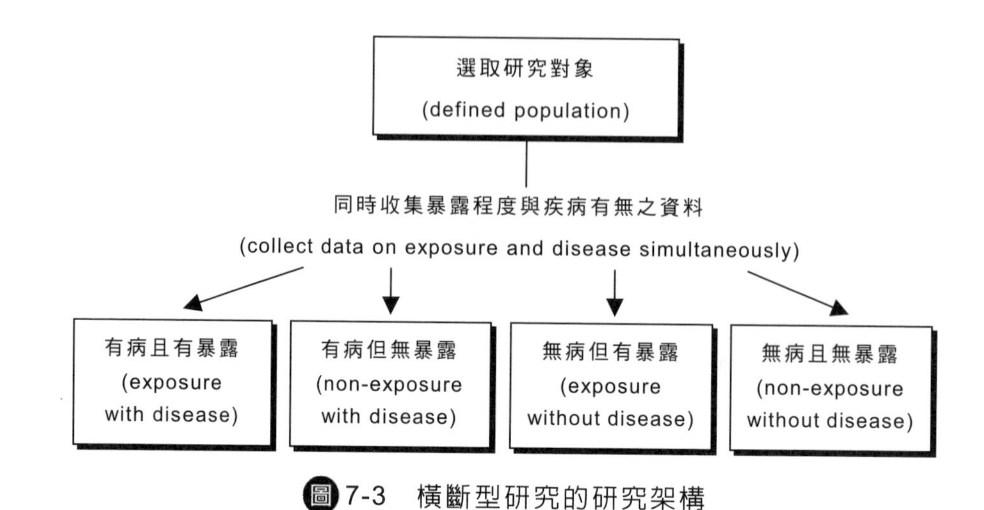

圖 7-3　橫斷型研究的研究架構

在橫斷型研究中因只能估計其盛行率，因此若欲探討疾病的危險因子的相關性，可比較暴露組與非暴露組之疾病盛行率是否不同，或比較有病與無病兩組暴露盛行率是否不同。若 a 表示有病且有暴露；b 表示無病但有暴露；c 表示有病但無暴露；d 表示無病且無暴露，以 2×2 列聯表表示如下：

	有 病	無 病	小 計
有暴露	a	b	a+b
無暴露	c	d	c+d
小 計	a+c	b+d	a+b+c+d

暴露組之疾病盛行率 $= \frac{a}{a+b}$　　有病組暴露盛行率 $= \frac{a}{a+c}$

非暴露組之疾病盛行率 $= \frac{c}{c+d}$　　無病組暴露盛行率 $= \frac{b}{b+d}$

此研究法可能產生的問題是，罹患疾病的時間長短可能會造成選樣偏差，在病程過長的情形下，即使暴露和疾病並無相關性，容易突顯病例的重要性；而在病程過短的情形下則會低估病例的重要性，例如一位在 20 歲罹患某疾病而一直存活到 70 歲的人，在其患病的 50 年當中有可能會被納入研究中，而在 40 歲罹病馬上死亡者，幾乎沒有機會被納入研究中。亦即在橫斷型研究中，當病程過長時，可能會觀察到暴露和疾病呈現正相關的假象，相反地，當病程過短時，可能會觀察到暴露和疾病呈現負相關的假象。

橫斷型研究較適用於不會隨時間改變的危險因子，如血型或其他個人永久特質，我們可利用現在所獲得的暴露訊息推論過去的暴露情形。假如，我們想要研究吸菸是否會引起肺癌，如果吸菸的習慣並不隨時間而改變，在橫斷型研究中，我們可利用研究對象現在的吸菸情形，推論其過去吸菸的實際情況，以避免因研究對象吸菸時間太短，而導致因果推論關係產生爭議。

五、生態型研究

不同於其他非實驗型研究，生態型研究(ecologic study)是以族群為單位，而非以個人為研究對象。族群可能是學校班級、工廠、城市或國家，在每一研究族群中，我們必須取得暴露及疾病分佈情形，並常以每個族群的發生率及死亡率來做為疾病發生情形的指標。而概括性的暴露指標，如可由酒稅資料推測每個城鎮酒精消費情形，或從普查資料取得社經地位資訊、地方單位取得環境資料如溫度、空氣品質等。

由於生態型研究常以族群的資料來推論個人實際暴露情形，當我們無法取得可能干擾因子的相關資訊或未能適當控制可能干擾因素，恐怕會扭曲暴露和疾病的相關性。若未能考慮個體在族群中的個別差異，將會導致生態型謬誤(ecologic fallacy)。

六、時間分層病例交叉研究設計

若研究者欲探討就診前之綜合溫度熱指數(wet bulb globe temperature, WBGT)與熱中暑之急性健康風險，擬以時間分層病例交叉研究設計(time-stratified case-crossover study design)（其研究架構見圖 7-4）以控制個體間不同的差異（例如：基因、性別、年齡、個人行為等因子）及避免季節的偏差，此研究設計將就診當日之個案視為病例日(case day)，而當月的其他週為個案之對照日(control days)，通常每個個案會有 3~4 個對照日，如此便能降低個體差異導致的偏差。

本研究設計亦常運用條件式邏輯式迴歸(conditional logistic regression)來估算就診前之 WBGT 指數與熱中暑的風險，故將疾病組及對照組的就診當日視為延遲 0 天(lag0)，依序往前推估 7 日為 lag1~lag7，再來評估疾病組及對照組分別於就診前 7 日至就診當日之每日熱中暑配對勝算比(matched odds ratio, OR)及 95%信賴區間(confidence interval, CI)。

Time stratified case crossover study

2020/11/11

Case day

Control days

Sun	Mon	Tue	Wed	Thu	Fri	Sat
1	2	3	4	5	6	7
8	9	10	11	12	13	14
15	16	17	18	19	20	21
22	23	24	25	26	27	28
29	30					

圖 7-4　時間分層病例交叉研究設計的研究架構

七、時間序列研究設計

時間序列(time series study design)和病例交叉(case-crossover study design)研究均聚焦於事件(events)且較常用於罕見事件(rare events)，這兩種研究設計最大的差別在於控制季節性(seasonality)和長期時間趨勢(long-term time trends)的方法有所不同。病例交叉研究透過研究設計，以限制合格的參考樣本(eligible referent samples)方式控制季節性和趨勢。而時間序列研究則在回歸模型中透過平移日曆時間(smooth functions of calendar time)方式加以調整。

7-3 流行病學研究設計的分類

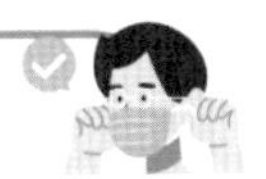

圖 7-5 表示流行病學研究的設計，可依是否有對照組、是否有臨床介入、是否有時間的移動以及研究者是否將研究對象隨機分派等四個向度來加以分類。若無對照組，則其研究的設計稱為個案研究，若有臨床的介入，則稱為實驗型研究設計，若沒有臨床的介入，則稱為非實驗型或觀察型的研究，若沒有時間的移動，則稱為橫斷型研究，若時間的移動為過去式，則稱為回溯型或病例對照研究，若時間的移動為未來式，則稱為預測型或世代研究，若研究者將研究對象隨機分派，則稱為臨床試驗，若未將研究對象隨機分派則稱為社區試驗。

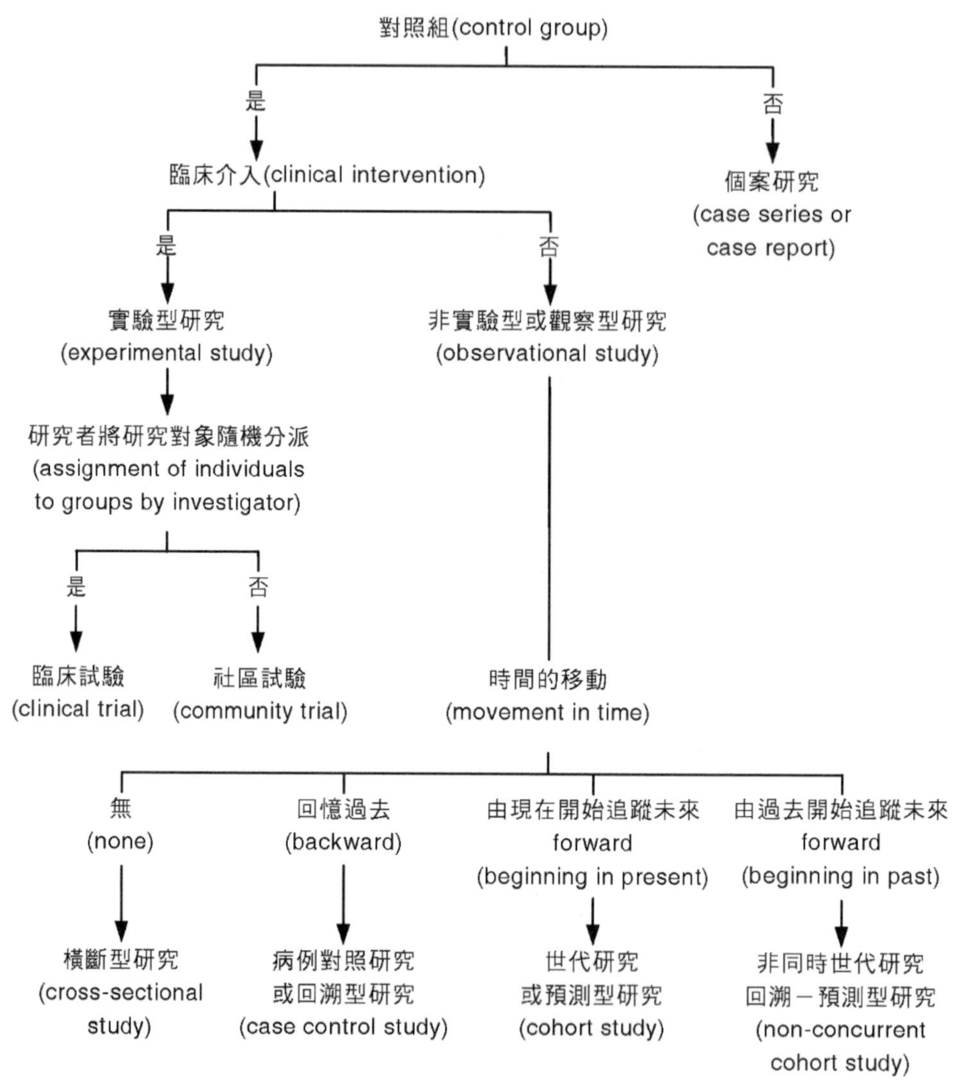

圖 7-5　流行病學研究設計的分類流程圖

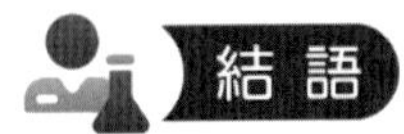

結語

以上幾種常見的流行病學研究，各有其優缺點及適用的時機，讀者可根據其研究的目的、研究的經費、研究的時間長短及研究的可行性，選擇 1~2 種方法對研究的主題進行深入探討。

EXERCISE

1. The major purpose of random assignment in a clinical trial is to:
   a. Help ensure that study subjects are representative of the general population
   b. Facilitate double blinding
   c. Facilitate measurement of outcome variables
   d. Try to have the study groups comparable on baseline characteristics
   e. Reduce selection bias in allocation of treatment

2. An advertisement in a medical journal stated that "2,000 subjects with sore throats were treated with our new medicine. Within four days, 94% were asymptomatic." The advertisement claims that the medicine was effective. Based on the evidence given above, the claim:
   a. Is correct
   b. May be incorrect because the conclusion is not based on a rate
   c. May be incorrect because of failure to recognize a long-term cohort phenomenon
   d. May be incorrect because no test of statistical significance was used
   e. May be incorrect because no control or comparison group was involved

3. The purpose of a *double-blind* or *double-masked* study is to:
   a. Achieve comparability of treated and untreated subject
   b. Reduce the effect of sampling variation
   c. Avoid observer and subject bias
   d. Avoid observer bias and sampling variation
   e. Avoid subject bias and sampling variation

1. 臨床試驗中隨機分派的目的為：
   a. 確保研究對象可以代表一般族群
   b. 協助雙盲試驗的進行
   c. 協助結果變項的測量
   d. 增進研究族群與背景特質的可比較性
   e. 減低因病人安排至不同治療方法作試驗所產生的選樣偏差
2. 醫學雜誌中的廣告宣稱 2,000 位喉嚨痛的患者服用新的藥物，在四天內 94%的症狀將會消失，根據上述證據，該廣告宣稱該藥物有效。
   a. 正確
   b. 不正確，因作者並非根據率作結論
   c. 不正確，因作者並未考慮長期世代效應
   d. 不正確，因作者並未使用統計檢定
   e. 不正確，因作者並未選擇合適的對照組作比較
3. 雙盲試驗的目的為：
   a. 增加實驗組與對照組的可比較性
   b. 減低抽樣誤差可能造成的影響
   c. 避免研究者與被研究者可能產生的偏差
   d. 避免研究者產生的偏差與抽樣誤差
   e. 避免被研究者產生的偏差與抽樣誤差

4. In many studies examining the association between estrogens and endometrial cancer of the uterus, a one-sided rather than a two-sided significance test is:
   a. The distribution of the proportion exposed followed a "normal" pattern
   b. The expectation prior to doing the study was that estrogens cause endometrial cancer of the uterus
   c. The pattern of association could be expressed by a straight line function
   d. The type II error was the most important potential error to avoid
   e. Only one control group was being used

5. A study is performed in which one group of patients is given a new drug and the other group is not. Assignment to treatment groups is made on the basis of hospital admission number. All individuals with an even hospital admission number are assigned to the first group, and all individuals with an odd- hospital admission number are assigned to the second group. The main purpose(s) of this procedure is (are) to:
   a. Prevent investigator bias with respect to the assignment of treatment
   b. Prevent investigator bias with respect to the outcome
   c. Improve the likelihood that the two groups will be comparable with regard to other relevant factors
   d. Ensure a double-masked study
   e. Both –*a* and *c* are correct

4. 在很多研究中探討女性荷爾蒙與子宮內膜癌之相關時，選擇以單尾而非雙尾作檢定是因為：
   a. 暴露率的分佈呈現常態分佈
   b. 一般預期，女性荷爾蒙異常將會引起子宮內膜癌
   c. 此相關性應屬線性相關
   d. 避免第二類型誤差的產生最為重要
   e. 只有一組對照組

5. 某研究將使用新藥及未使用新藥兩組病人進行療效評估，若以醫院的流水號進行分派，流水號為偶數者分派至第一組；流水號為奇數者分派至第二組，其主要目的為：
   a. 預防研究者針對實驗組預期會有效應所產生的偏差
   b. 預防研究者預期會有效應所產生的偏差
   c. 增加兩組其他相關因子的可比較性
   d. 確保雙盲試驗的進行
   e. a.及 c.之敘述皆正確

6. All of the following are potential benefits of a randomized clinical trial, except:
   a. The likelihood that the study groups will be comparable is increased
   b. Self-selection for a particular treatment is eliminated
   c. External validity of the study is increased
   d. Assignment of the next subject cannot be predicted
   e. The therapy a subject receives is not influenced by either conscious or subconscious bias of the investigator
7. Ecologic fallacy refers to:
   a. Assessing exposure in large groups rather than in many small groups
   b. Assessing outcome in large groups rather than in many small groups
   c. Describing the characteristics of a group to every individual in that group
   d. Examining correlations of exposure and outcomes rather than time trends
   e. Failure to examine temporal relations between exposures and outcomes
8. The main difference between a randomized clinical and an observational cohort study is:
   a. In a randomized clinical the people are observed to see if the outcome occurs but in an observation cohort study the outcome status is already known.
   b. In an observational cohort study the people are observed to see if the outcome occurs but in a randomized clinical study the outcome status is already known.
   c. Type I and II errors can only happen in a randomized clinical trial.
   d. Type I and II errors can only happen in an observational cohort study.
   e. In a randomized clinical, the exposure is under investigator's control but in an observational cohort study the exposure is not under the investigator's control.

6. 隨機分派臨床試驗的好處，以下何者為非？
   a. 增加實驗組與對照組的可比較性
   b. 減低自我選擇至實驗組的偏差
   c. 增加研究的外部效度
   d. 下一個被研究對象將無法得知會被分派至哪一組
   e. 被研究對象接受何種治療將不受研究者的影響

7. 生態謬誤意指：
   a. 針對大族群進行暴露評估而非小族群
   b. 針對大族群進行結果評估而非小族群
   c. 以一整組的特性描述每一個個體的特性
   d. 檢視暴露與結果的相關性而非時間趨勢
   e. 暴露與結果的時序性將無法建立

8. 隨機分派臨床試驗與觀察型世代研究最大的不同為：
   a. 隨機分派臨床試驗的目的為觀察疾病的發生，而觀察型世代研究通常疾病的狀態已知
   b. 觀察型世代研究的目的為觀察疾病的發生，而隨機分派臨床試驗通常疾病的狀態已知
   c. 第一類型誤差與第二類型誤差只會發生在隨機分派臨床試驗
   d. 第一類型誤差與第二類型誤差只會發生在觀察型世代研究
   e. 隨機分派臨床試驗暴露可被研究者操控；觀察型世代研究暴露不可被研究者操控

-MEMO-

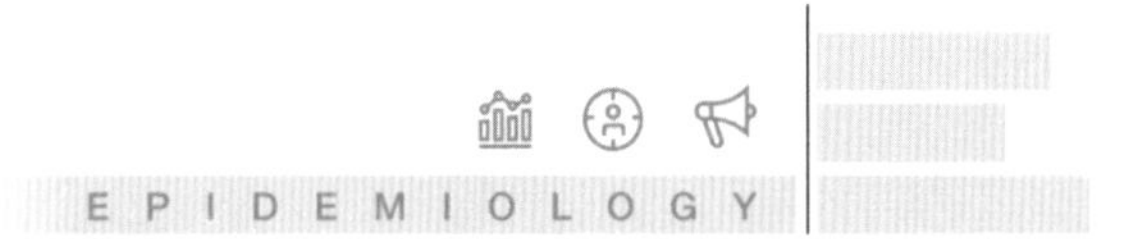

CHAPTER 08 世代追蹤研究

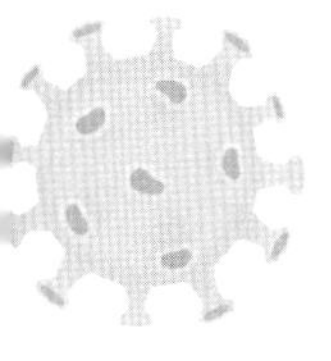

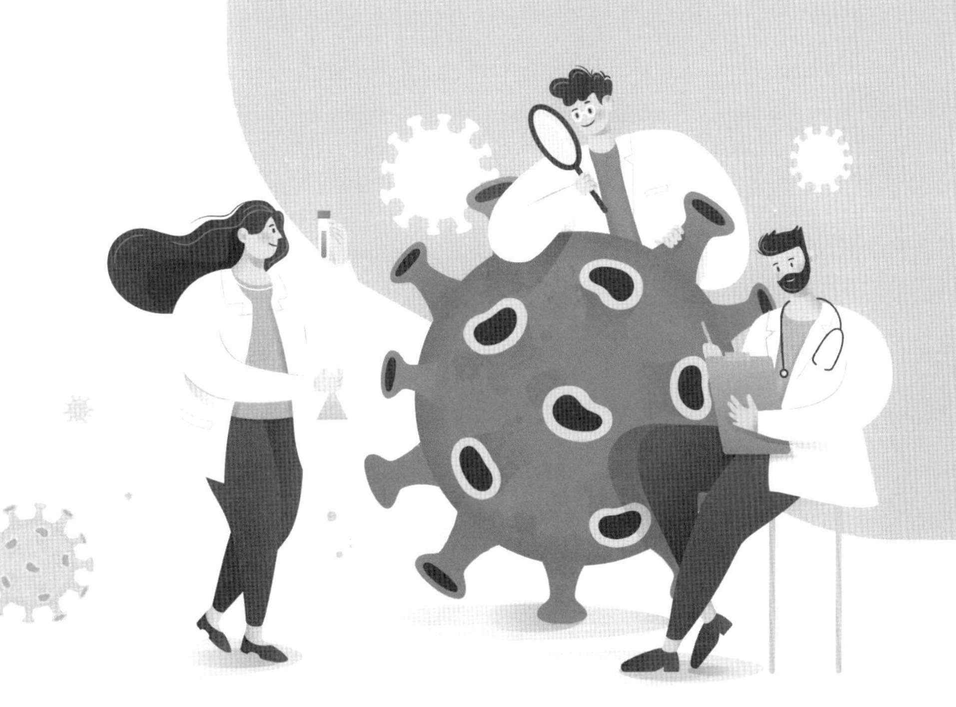

學習目標 OBJECTIVES

1. 說明世代追蹤研究設計的原則。
2. 如何選定研究的族群。
3. 世代追蹤研究可能產生的偏差及防範措施。

前言 FOREWORD

本章的重點在於說明世代追蹤研究的原則、強調的重點及如何選定合適的暴露組與非暴露組進行長時間的追蹤研究，其最大的缺點為可能有失去追蹤的問題，又可稱為選樣偏差的一種，為本研究設計必須小心其可能產生的問題及影響研究的結果。

8-1 世代追蹤研究設計

在世代追蹤研究(cohort study)中，研究者一開始先選定一群人做為暴露組，另一群人為非暴露組，並追蹤兩組以比較兩組的疾病發生率（圖 8-1)。如超過兩個世代，每一世代可以不同的暴露類型或暴露程度做區分。

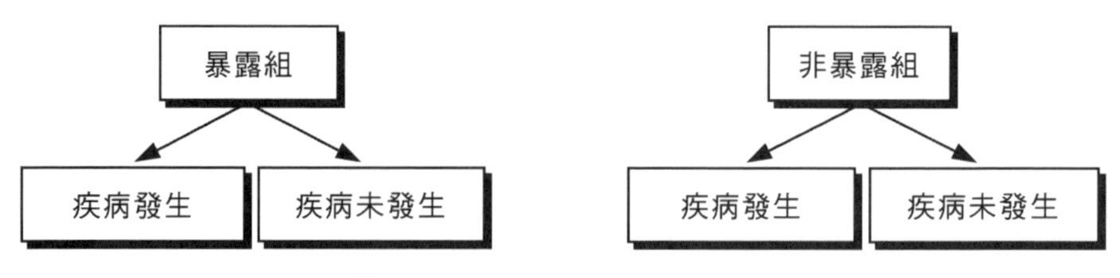

圖 8-1 世代追蹤研究設計

如暴露組和疾病呈現正相關，我們則可預期暴露組發生疾病的人口比例將大於非暴露組。例如在探討吸菸和罹患心臟血管疾病(coronary heart disease, CHD)之相關性的世代追蹤研究中，選定 3,000 位吸菸者做為暴露組，5,000 位未吸菸者做為非暴露組，追蹤兩組 CHD 發病情形，並比較兩組的 CHD 發生率，在吸菸組有 84 人罹患 CHD，而非吸菸組則有 87 人，如表 8-1 所示，在吸菸組每年每千人心臟血管疾病發生率是 28 人，而非吸菸組為 17.4 人。

表 8-1　吸菸和罹患 CHD 相關性的世代追蹤研究結果

組 別	罹病情形			
	罹患 CHD 者	未罹患 CHD 者	總 計	每年發生率
吸菸組	84	2,916	3,000	28.0‰
未吸菸組	87	4,913	5,000	17.4‰

8-2 研究族群的選定

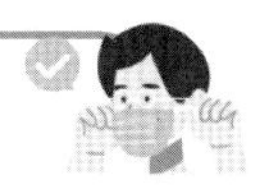

在世代追蹤研究中，有兩種產生族群的基本方式，一為根據兩組是否暴露來建立研究對象（圖 8-1），或在知道兩組是否暴露前，根據其他和暴露無關的因素，如居住社區，選定一群研究對象，並取得其個人資料史，或做血液測試及其他檢測，然後利用個人資料史或血液測試結果將族群分為暴露組和非暴露組（圖 8-2）。

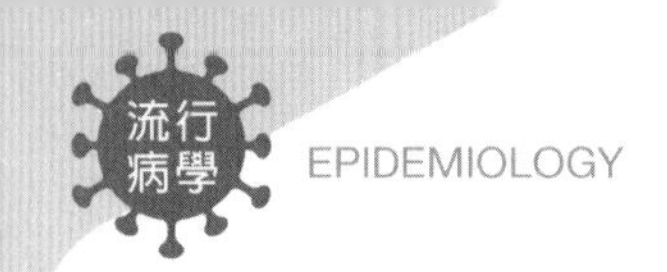

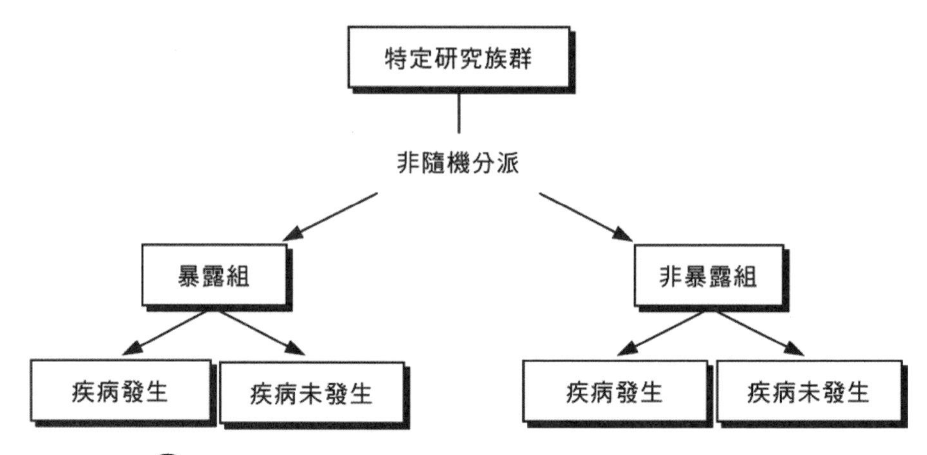

圖 8-2　以特定研究族群開始的世代追蹤研究設計

世代追蹤研究的主要問題在於追蹤時間太長，導致研究對象失去追蹤，而無法正確估計疾病發生的情形。例如以小學生做世代追蹤研究，10 年後當他們成為青少年時觀察其吸菸情形，在吸菸組和未吸菸組追蹤其是否產生肺癌；或是我們從 2024 年開始進行該世代追蹤研究，10 年後，當他們成為青少年時觀察其吸菸與否，追蹤至 2044 年觀察其肺癌發生情形（圖 8-3），此種研究稱為預測型世代研究(prospective cohort study)或同時世代追蹤研究(concurrent cohort study)。

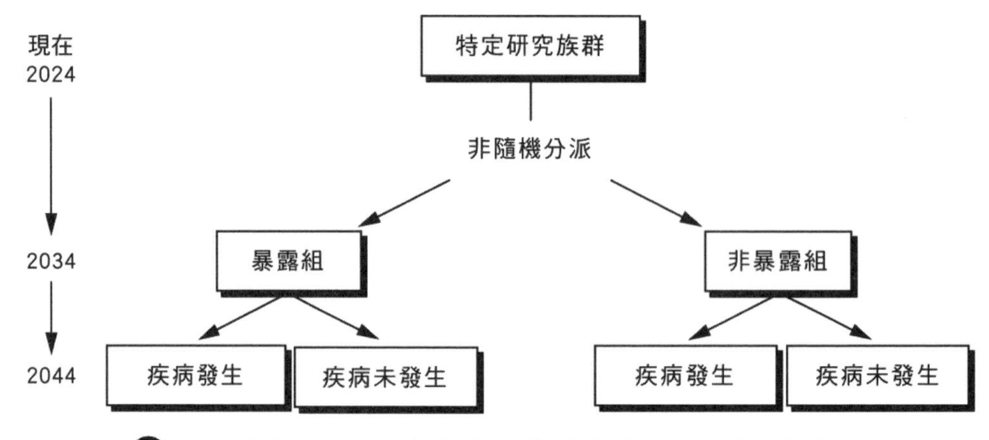

圖 8-3　開始於 2024 年的同時世代追蹤研究之時間架構圖

此種研究方法的主要問題在於，我們必須花 20 年的時間才能完成此項研究，我們常會因為經費的限制，只能做 3~5 年的研究，且研究時間太長容易造成研究對象流失或研究者未必能存活到研究結束。

假如我們一樣從 2024 年開始做該項研究，我們如能找到 2004 年其過去的資料，並於 2014 年做其吸菸習慣調查，我們可利用上述資料於 2024 年追蹤其肺癌發生情形（圖 8-4)，此種研究稱為回溯型世代追蹤研究(retrospective cohort study)或非同時世代追蹤研究(non-concurrent cohort study)。

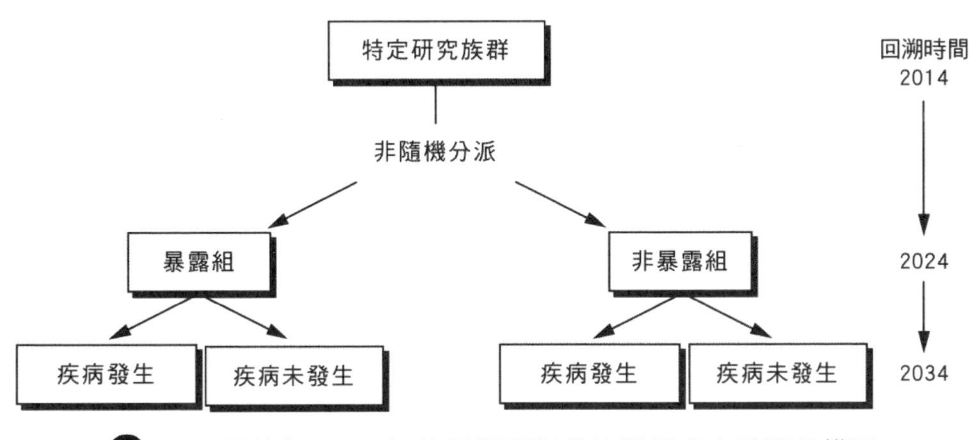

圖 8-4 開始於 2024 年的回溯型世代追蹤研究之時間架構圖

然而，回溯型世代追蹤研究和同時世代追蹤研究設計並無不同，我們仍然是比較暴露組和非暴露組，唯一的不同在於研究時間，如圖 8-5 所示，在回溯世代追蹤研究，我們是採用過去的資料，所以很快的可以獲得研究結果。

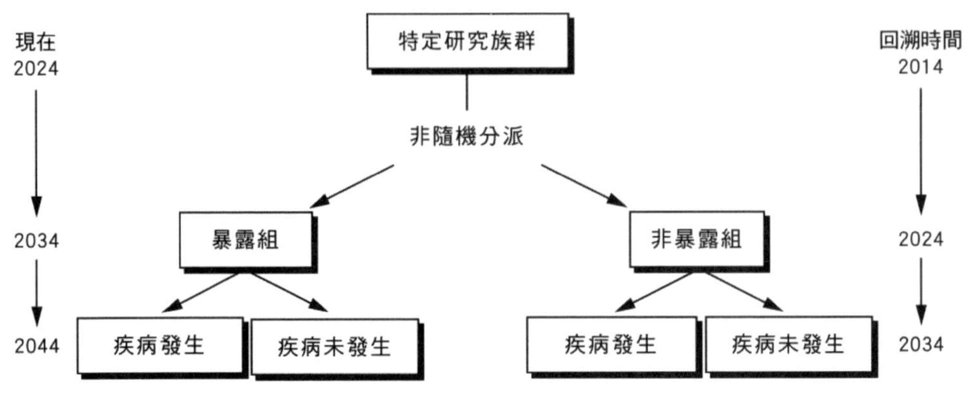

圖 8-5 開始於 2024 年的回溯型世代追蹤研究及同時世代追蹤研究之時間架構圖

8-3 世代追蹤研究實例

一、弗萊明罕研究(Framingham Study)

最重要的世代追蹤研究是開始於 1948 年的 Framingham 心臟血管疾病研究。Framingham 是位於麻州的一個小鎮，離波士頓約 20 哩，年齡介於 30~62 歲的當地居民，被選為研究對象。選定此年齡的主要原因在於 30 歲以下的年輕人，縱使在 20 年的追蹤時間中，很多人沒有產生心臟血管疾病，而超過 62 歲的人，很多已經被診斷出患有心臟血管疾病，因此，並不適合以 30 歲以下或超過 62 歲的人作為心臟血管疾病發生率的研究對象。

研究者以 5,000 人作為研究樣本，有 5,127 位介於 30~62 歲，且未罹患心臟血管疾病的男女參與此研究。在此研究中，將暴露定義為吸菸、肥胖、高血壓、膽固醇過高、運動量少和其他因素等。

此研究主要在驗證以下幾個假設：

1. 心臟血管疾病的發生率隨著年齡而增加，且在男性較早及較容易罹患心臟血管疾病。
2. 患有高血壓的人，罹患心臟血管疾病的比率較高。
3. 膽固醇過高和罹患心臟血管疾病有相關。
4. 吸菸及喝酒和罹患心臟血管疾病有相關。
5. 運動量增加和減少心臟血管疾病有相關。
6. 肥胖者易罹患心臟血管疾病。
7. 糖尿病病患罹患心臟血管疾病的比率較高。

Framingham 研究是以居住地區或其他和研究暴露無關的因素，選定一群人作為研究對象，然後觀察其暴露情形，再評估其罹患心臟血管疾病之情形，此方法的主要優點在於研究者能探討多重暴露因素，如高血壓、吸菸、肥胖等因素及其之交互作用。

目前國際間常用的 Framingham score 10 年心血管疾病風險預測表即是採用年齡、總膽固醇(mg/dL)、高密度脂蛋白膽固醇(HDL, mg/dL)、吸菸與否、糖尿病與否、收縮壓(mmHg)及目前是否有服用高血壓藥物進行預測。10 年心血管發生率分類：a. >20%高危險；b.10~20%中度危險；c.10%低危險。根據臺大醫院遠距照護中心的建議：

1. 心血管疾病之預防包括危險因子控制、健康飲食、適量運動以及適當的使用抗血小板藥物。
2. 若有已知之心血管疾病或患有糖尿病無論計算後之心血發生率多少，皆視同為高危險族群（10 年危險性>20%）。

3. 阿斯匹靈用於男性，建議使用於 45~59 歲，10 年心血管發生率超過 4%；或 60~69 歲，10 年心血管發生率超過 9%；或 70~79 歲，10 年心血管發生率超過 12%。用於女性，則建議使用於 50~59 歲，10 年心血管發生率超過 3%；或 60~69 歲，10 年心血管發生率超過 8%；或 70~79 歲，10 年心血管發生率超過 11%。
4. 若 10 年心血管發生率超過 20%，低密度脂蛋白膽固醇(LDL)建議控制低於 100mg/dL，甚至低於 70mg/dL。若 10 年心血管發生率介於 10~20%，LDL 建議控制低於 130mg/dL，甚至低於 100mg/dL。若 10 年心血管發生率小於 10%，LDL 建議控制低於 160mg/dL。

二、乳癌發病率和黃體素不足(Progesterone Deficiency)的關係研究

長久以來，人們普遍認為，初次懷孕年齡越大的女性，較容易罹患乳癌。例如以某一不孕症中心初次懷孕年齡較大的女性病患為研究對象，研究者將研究對象分為兩組，一組為荷爾蒙分泌異常者，如黃體素不足，另一組為荷爾蒙分泌正常但有其他不孕因素者，如丈夫的精蟲量過低，然後追蹤兩組研究對象以觀察其乳癌發病情形。

研究結果發現，有荷爾蒙分泌異常之女性，其罹患乳癌是荷爾蒙分泌正常者的 1.8 倍。然而將乳癌發病率區分為停經前及停經後，停經前荷爾蒙分泌異常之女性，其乳癌發病率為荷爾蒙分泌正常者的 5.4 倍。反之，停經後則無差異。

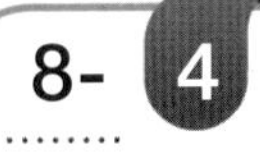

8-4 世代追蹤研究可能產生的偏差及其防範措施

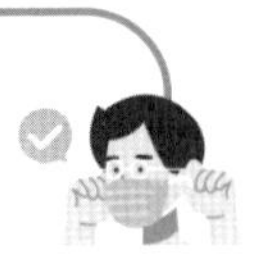

一、結果評估偏差

假如決定研究對象是否罹患某疾病的人，事先知道研究對象是屬於暴露組或非暴露組，在判斷疾病是否產生時，可能會產生偏差。為避免產生此偏差，應該對疾病評估員隱瞞研究對象的暴露情形。

二、資訊偏差

假如在暴露組和未暴露組所獲得的資訊於質或量上有很大差異時，可能會產生嚴重偏差，此情形最可能發生在歷史性世代追蹤研究，由於暴露資訊是從過去的紀錄來獲取，通常暴露組的資料收集會較非暴露組完整且仔細，我們可讓資料收集在不知研究對象組別的情況下配合標準作業程序(standard operation procedure, SOP)收集資料，以避免資訊偏差的產生。

三、無回應和失去追蹤所產生的偏差

無回應和不參與可能會產生偏差並使研究結果的解釋複雜化，同樣，失去追蹤也會產生嚴重問題，假如對患有某疾病的人失去追蹤，在計算暴露組和未暴露組的疾病發生率時，將產生解釋上的困難，因此如何提供一些誘因或妥善的醫療服務以提高回應率(response rate)，避免偏差的產生，為世代追蹤研究中重要的課題。

四、分析偏差

如果負責分析資料的流行病學家和統計學家有很強的預設立場，當他們在作資料分析和解釋研究發現時，可能會產生偏差，通常可利用代碼的方式，使其事先無法分辨資料中誰是暴露組或非暴露組，俟分析結果產生後再行解碼。

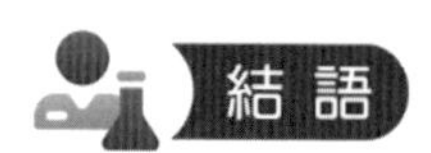

世代追蹤研究最大的優勢為進行研究時，其因果關係的邏輯十分清楚，而如何選擇合適的暴露組與非暴露組及如何避免失去追蹤的情形太過嚴重，造成選樣偏差而影響到研究結果的準確性，為本研究設計所需面臨的挑戰。

EXERCISE

1. It is essential in cohort studies of the role of a suspected factor in etiology of a disease that:
   a. There will be equal numbers of persons in both study groups
   b. At the beginning of the study, those with the disease and those without the disease have equal risks of having the factor
   c. The study group with the factor and the study group without the factor be representative of the general population
   d. The exposed and unexposed groups under study be as similar as possible with regards to possible confounding factors
   e. Both b and c
2. Which of the following is not an advantage of a concurrent cohort study?
   a. It can usually be done more cheaply than a case-control study
   b. Precise measurement of exposure is possible
   c. Incidence rates can be calculated
   d. Recall bias is minimized compared with a case-control study
   e. Many disease outcomes can be studied simultaneously
3. Retrospective cohort studies are characterized by all of the following except:
   a. The study groups are exposed and non-exposed
   b. Incidence rates may be computed
   c. The required sample size is smaller than that needed for a concurrent cohort study
   d. They are useful for rare exposures

1. 在疾病病因學可能的危險因子之世代追蹤研究中，哪一項是最重要的？
   a. 在二組研究族群中有相同人數
   b. 在研究一開始，具有某疾病和不具有某疾病者都具有相同危險性
   c. 具有可能危險因子和不具有可能危險因子之組別能代表一般族群
   d. 暴露組和非暴露組在可能干擾因子要盡可能相似
   e. b.和 c.兩者
2. 下列哪一項描述不是同時世代追蹤研究之優點？
   a. 通常此研究較病例對照研究花費便宜
   b. 能精確的測量暴露情形
   c. 可以計算發生率
   d. 和病例對照研究相比，可減低回憶偏差
   e. 可同時研究多個疾病結果
3. 以下哪一項描述不屬於回溯世代追蹤研究：
   a. 研究族群須包含暴露組和非暴露組
   b. 可以計算發生率
   c. 所需的人數比同時世代追蹤研究少
   d. 對於罕見暴露非常有用

4. A major problem resulting from the lack of the randomization in a clinical trial is:
   a. The possibility that a factor that led to the exposure rather than the exposure itself might have caused the disease
   b. The possibility that a greater proportion of people in the study may have been exposed
   c. The possibility that a smaller proportion of people in the study may have been exposed
   d. That without randomization the study may take longer to carry out
   e. Planned crossover is more likely
5. In conducting a cohort study, the advantage of starting by selecting a defined population for study before any of its members become exposed and non-exposed individuals, is that:
   a. The study can be completed more rapidly
   b. A number of outcomes can be studied simultaneously
   c. A number of exposures can be studied simultaneously
   d. The study will be cheaper to carry out
   e. a and d

4. 臨床試驗研究中缺少隨機抽樣可能產生的主要問題為：
   a. 可能某因子會引起暴露的發生而非暴露本身會導致疾病
   b. 在研究族群中，受暴露的人數比例較高
   c. 在研究族群中，受暴露的人數比例較低
   d. 沒有採用隨機抽樣，執行時需花較長時間
   e. 較可能採用交叉病例研究設計

5. 執行世代追蹤研究，在暴露組和非暴露組前一開始先選定一明確研究族群的優點為：
   a. 可較快速完成研究
   b. 可同時研究多種研究結果
   c. 可同時研究多種暴露
   d. 研究花費較便宜
   e. a 和 d 皆是

6. A retrospective cohort design is proposed to study the parental smoking on learning disability among children exposed to lead paint. School and medical records from 1985 to 1998 will be reviewed to determine whether children were diagnosed with a learning disability. Which of the following groups of people are eligible for the exposed and unexposed study population?
   a. Children enrolled in a program in 1998 to help the learning disabled
   b. Parents enrolled in a smoking cessation program in 1998
   c. Children who were patients in a clinic treating lead exposure before 1985
   d. Children enrolled in a program in 1985 to help the learning disabled
   e. Children who are current (1998) patients in a clinic treating lead exposure

6. 在一回溯世代追蹤研究中，探討一群暴露於含鉛油漆小孩之學習障礙與父母吸菸情形之相關。若以 1985~1998 年學校學習情形和醫療紀錄決定小孩是否被診斷為學習障礙，下列哪一群人最有可能是研究對象的暴露組和非暴露組？
   a. 曾參加 1998 年幫助學習障礙者計劃之小孩
   b. 曾參加 1998 年戒菸計劃之父母
   c. 1985 年以前曾接受鉛暴露治療之小孩
   d. 曾參加 1985 年幫助學習障礙者計劃之小孩
   e. 1998 年曾接受鉛暴露治療之小孩

-MEMO-

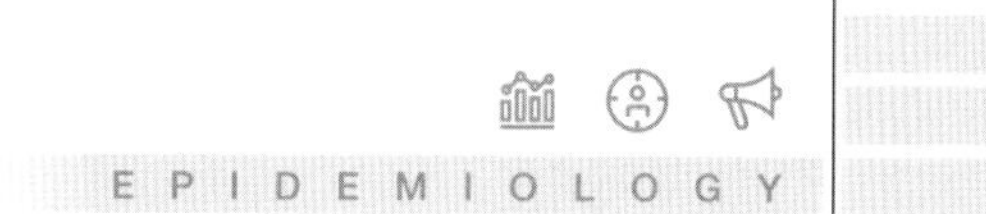

CHAPTER 09 病例對照研究

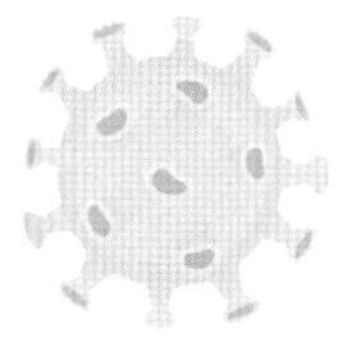

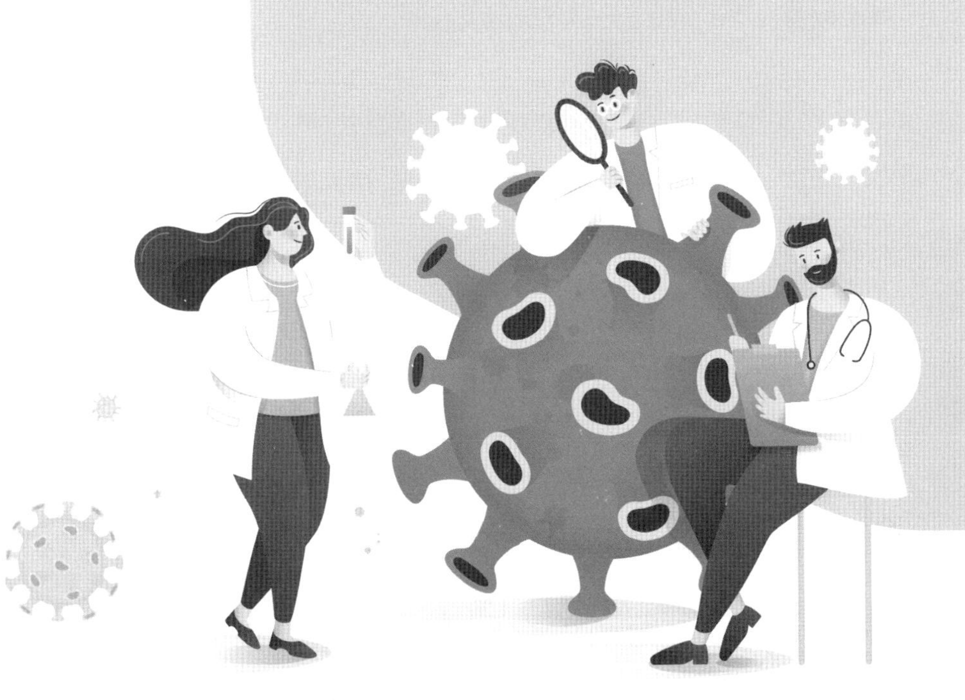

學習目標 OBJECTIVES

1. 說明病例對照研究設計的原則。
2. 如何選定合適的對照組。
3. 病例對照研究可能產生的偏差及防範措施。
4. 比較病例對照研究與世代追蹤研究之異同及其適用時機。

前言 FOREWORD

本章的重點著重在病例對照研究，我們必須在研究一開始先選擇合適的病例組及對照組，分別針對兩組利用訪視或問卷回憶其過去實際暴露的情形，來探討病例組其暴露的情形是否較對照組嚴重，以間接證實疾病是否與暴露有關。本研究設計最大的問題為可能會有回憶的偏差，又稱為資訊偏差，而影響到研究結果的準確性。

9-1 病例對照研究設計

病例對照研究(case-control study)設計，如圖 9-1 所示，為檢驗暴露和某一疾病之相關性，我們將患有該項疾病的一群人稱為病例組，未患有該項疾病的一群人稱為控制組，然後，我們決定病例組和控制組中有多少比例是屬於暴露，多少比例是屬於非暴露。例如若以患有白內障的孩童作為病例組和沒有患白內障的孩童作為控制組的病例對照研究中，我們必須詢問研究對象的母親在懷孕期間是否感染德國麻疹，假如我們預期是否感染德國麻疹和白內障的產生有相關，那麼，在患有白內障的病例組過去感染德國麻疹的比率，將高於未患有白內障的控制組。

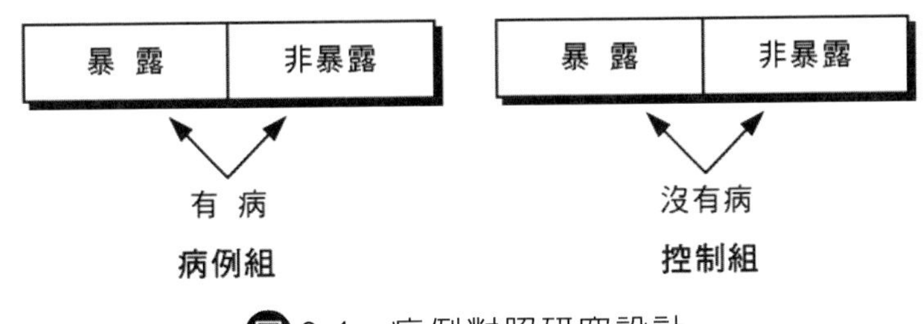

圖 9-1　病例對照研究設計

如表 9-1 所示，我們選定患有某疾病的一群人為病例組，未患有某疾病的一群人為對照組，藉由面談、醫療就業記錄或血液尿液檢驗結果，測量其過去暴露情形。假如以二分法區分暴露情形，可將研究對象區分為四組，a 為暴露病例組，c 為非暴露病例組，b 為暴露對照組，d 為非暴露對照組，病例組的總人數為 a+c，而對照組的總人數為 b+d，假如暴露和某疾病有相關，我們可預期病例組的暴露比例將高於對照組的暴露比例。

表 9-1　病例對照研究設計

過去的暴露情形	組別	
	病例組：有病者	對照組：沒有病者
暴露	a	b
非暴露	c	d
總計	a＋c	b＋d
暴露比率	$\frac{a}{a+c}$	$\frac{b}{b+d}$

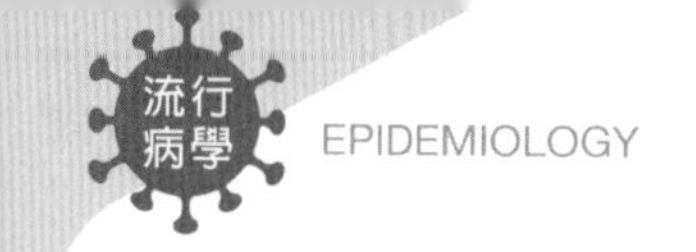

例如在研究吸菸和心臟血管疾病的病例對照研究中，我們比較200位患有心臟血管疾病的病例組和未患有心臟血管疾病的控制組，假如，吸菸和心臟血管疾病有相關，我們可預期在病例組有較高比例的吸菸者；在200位患有心臟血管疾病的病例組中，有112位為吸菸者，88位為非吸菸者，在400位未患有心臟血管疾病的控制組中，有176位為吸菸者，224位為不吸菸者，病例組的吸菸者比例為56%(112/200)，高於控制組的非吸菸者比例為44%(176/400)。

病例對照研究不同於世代追蹤研究的地方在於，世代追蹤研究是研究開始先選定一群人為暴露組和一群人為非暴露組，然後比較兩組疾病發生的情形。這兩種研究類型主要的差別在於，病例對照研究是以研究對象是否患有該疾病為開始，而世代追蹤研究則以研究對象是否暴露為開始（表9-2）。

表 9-2　世代追蹤研究及回溯型世代追蹤研究適用的時機應為罕見暴露或疾病較常發生

項　目	病例對照研究	世代研究	
		同時世代追蹤研究	回溯型世代追蹤研究
研究族群	病例組：(a+c)	暴露組：(a+b)	暴露組：(a+b)
比較族群	對照組：(b+d)	非暴露組：(c+d)	非暴露組：(c+d)
測量的結果	病例組暴露的比率 $\left(\frac{a}{a+c}\right)$ 及 對照組暴露的比率 $\left(\frac{b}{b+d}\right)$	暴露組的發生率 $\left(\frac{a}{a+b}\right)$ 及 非暴露組的發生率 $\left(\frac{c}{c+d}\right)$	暴露組的發生率 $\left(\frac{a}{a+b}\right)$ 及 非暴露組的發生率 $\left(\frac{c}{c+d}\right)$
危險性的測量	— — 勝算比(odds ratio) 可歸因的危險性(attributable risk*)	絕對危險性(absolute risk) 相對危險性(relative risk) 勝算比(odds ratio) 可歸因的危險性(attributable risk)	絕對危險性(absolute risk) 相對危險性(relative risk) 勝算比(odds ratio) 可歸因的危險性(attributable risk)
因果關係	有時候難以建立	較容易建立	有時難以建立
多重因子相關的探討	能夠同時研究多重因子	能夠同時研究很多疾病	能夠同時研究很多疾病
研究所需時間	比較短	通常需要較長的追蹤期間	可能較短
研究成本	比較便宜	比較貴	比同期世代追蹤研究便宜
所需樣本數	比較小	比較大	比較大
潛在的偏差	暴露的評估	結果的評估	暴露的評估或結果的評估
適用的時機	罕見疾病或暴露較常發生	罕見暴露或疾病較常發生	罕見暴露或疾病較常發生
研究可能遭遇的問題	較難找到合適的對照組 暴露評估時可能會有資訊偏差	較難找到合適的暴露組 暴露會隨時間而改變	較難找到合適的暴露組 暴露會隨時間而改變

*若能有額外的資訊，則可計算出可歸因的危險性。

9- 2 病例組和控制組的選擇

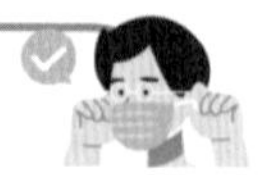

一、病例組選擇

在病例對照研究，病例組的選擇來源相當多樣，如醫院病患或診所病患，很多社區保存患有某特殊疾病如癌症的病患資料，此資料可作為選擇病例組的珍貴來源，但假如病例組的選擇是來自於單一醫院，研究結果可能無法概括推論於所有患有該疾病的病患，因此，從社區的多家醫院選擇病例組是較為理想。

二、疾病發生或盛行病例

在病例對照研究中，必須考慮是否以新診斷出某疾病的病患或以患有某疾病一段時間的病患作為病例組。盛行(prevalent)病例是指疾病早已診斷出一段時間者，因此較容易取得大量的研究對象。但在病因學的研究，一般而言，較偏愛使用疾病發生(incident)病例，因使用盛行病例時，其他危險因素對於某疾病存活之相關性可能高於疾病本身的發病率，例如假設大部分罹患某疾病的人在診斷後很快死亡，在使用盛行病例的研究中將無法涵蓋這些人，且在此研究中可能偏向以長期存活的病患為研究對象。

三、控制組的選擇

在病例對照研究中，選擇適當的控制組是流行病學最大的困難和挑戰，假如我們執行一項病例對照研究時，在病例組比在控制組發現較多的暴露，我們可下結論，暴露和該項疾病有相關，因此，控制組的選擇是我們能否下如此結論的一個主要決定因素。

關於選擇控制組的一個基本議題在於，控制組除了在欲研究的疾病上不同外，其餘和病例組並無差異或控制組應該代表所有研究對象中未罹患該疾病的人，但實際上，我們通常無法知道研究對象中未罹患該疾病的人之特徵。例如在醫院的病例對照研究中，我們通常不易或不可能確認參照對象來作為選擇控制組的依據，醫院的病患可能來自於鄰近地區其他城市或其他國家，因此，我們無法定義一明確之參照對象並從中選擇控制組。

四、控制組的選擇來源

控制組的選擇來源可來自於住在社區之非醫院病患或罹患其他但非研究疾病之醫院病患。

1. **以非醫院病患為控制組，亦稱為以族群或社區為基礎的病例對照研究**(population-based case-control study)：我們可從社區中多種不同來源選定非醫院病患作為控制組。理想上，是從總人口做樣本的選定，其他來源如學校名冊或保險公司名冊。如以某特定區域的居民做為選擇每個病例控制組的方式。

   因為在利用登門訪問方式取得鄰近地區控制組資料的方式在臺灣大部分的地區有其執行上的困難，因此另一可行方式為電話隨機取樣。

   另一個選擇控制組的方式為使用兄弟姊妹等親屬，使其先天的遺傳、基因的特質相近或好朋友控制組，每個案例被詢問最可能參與研究的好朋友名，以此種方式，控制組在年齡其他人口變項或社會特徵上較為接近。

2. **以醫院病患為控制組，亦稱為以醫院為基礎的病例對照研究(hospital-based case-control study)**：選擇同一醫院罹患其他但非研究疾病之病患為對照組的優點為參與研究的動機較高，且所花費的時間與金錢較少，但是其缺點為對照組罹患其他非研究疾病可能具有許多危險因子，而可能導致誤判，某些因子會避免疾病的產生。例如研究吸菸與乳癌之相關性，若選用肺癌的患者作為對照組，由於吸菸是導致肺癌的危險因子之一，因此可能對照組中吸菸的人反而比病例組少很多，而誤以為吸菸可能減少乳癌產生的機會。

五、病例對照研究的研究限制

病例對照研究中，最嚴重的問題為回憶偏差(recall bias)，如我們在進行一項母親懷孕期間感染是否會造成新生兒缺陷的研究中，病例組（產下缺陷兒之母親）可能會過度回憶過去實際感染情形，且可能較對照組（無產下缺陷兒之母親）清楚過去感染情形而造成回憶偏差。

9-3 巢式病例對照研究

巢式病例對照研究(nested case-control study)是融合病例對照研究及世代研究之優點的一種研究設計，如圖 9-2 所示，其優點為：

1. 只需收集一部分沒病的人作為對照組，成本較低。
2. 有病及沒病的人皆來自同一個組群，可避免選樣的偏差(selection bias)。
3. 暴露的資料可透過一開始收集研究對象的檢體來評估，可避免回憶偏差(recall bias)。

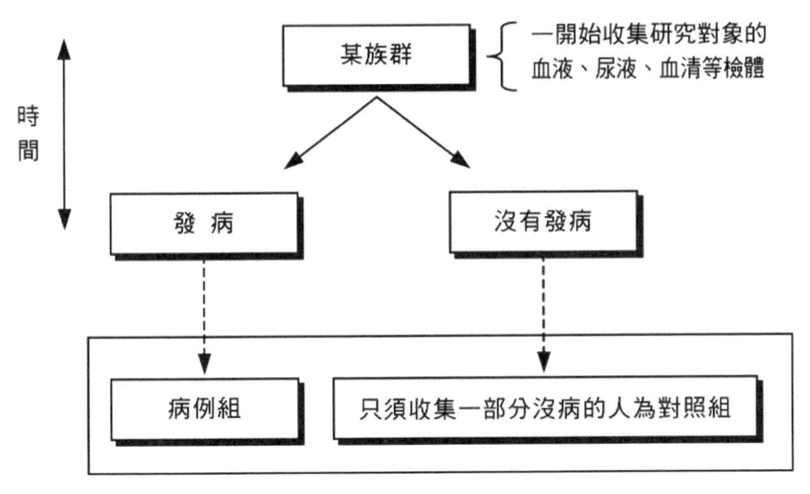

圖 9-2 巢式病例對照研究設計

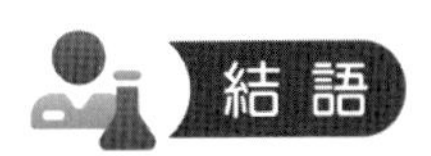

結語

病例對照研究通常所需的研究經費及時間較少，但因果關係的邏輯並不十分清楚，我們只能利用這種研究設計來加以探討疾病是否與暴露有相關性，而不能清楚的指出該項暴露會引起該項疾病，若採用巢氏病例對照研究，則可克服因果關係不清楚的問題，並可避免回憶偏差的產生。

EXERCISE

1. A case-control study is characterized by all of the follow except:
   a. It is relatively inexpensive computed with most other epidemiologic study designs
   b. Cases with the disease are compared to controls without the disease
   c. Incidence rates may be computed directly
   d. Assessment of past exposure may be biased
   e. Definition of cases may be difficult

2. Residents of three villages with three different types of water supply were asked to participate in a survey to identify cholera carriers. Because several cholera deaths had occurred in the recent past, virtually everyone present at the time submitted to examination. The proportion of resident in each village who were carriers was computed and compared. Classify this study:
   a. Cross-sectional study
   b. Case-control study
   c. Concurrent cohort study
   d. Non-concurrent cohort study
   e. Experimental study

1. 以下哪一項描述不是病例對照研究的特徵？
   a. 和其他大部分流行病學研究比較，其花費較便宜
   b. 以患有某疾病之病例組和未患有某疾病之對照組互相比較
   c. 可以直接估算發生率
   d. 對於過去暴露的評估可能產生偏差
   e. 對於病例的定義可能是困難的
2. 在探討居民飲用三種不同類型水廠的水與霍亂病因之研究中，由於最近發生的多起罹患霍亂而死亡的案例，因此所有居民都必須接受檢查，並計算比較每個村莊居民霍亂帶原的比例，此研究的類型是屬於：
   a. 橫斷型研究
   b. 病例對照研究
   c. 同時世代研究
   d. 回溯時代研究
   e. 實驗型研究

3. Which of the following is a case-control study?
    a. Study of past mortality or morbidity trends to permit estimates of the occurrence of disease in the future
    b. Analysis of previous research in different places and under different circumstances to permit establishment of hypotheses based on cumulative knowledge of all known factors
    c. Obtaining histories and other information from a group to determine the relative frequency of a characteristic or exposure under study
    d. Study of the incidence of cancer in men who have quit smoking
    e. Both a and c
4. In a study begun in 1965, a group of 3,000 adults in Baltimore were asked about alcohol consumption. The occurrence of cases of cancer was studied in this group between 1981 and 1995. This is an example of a:
    a. Cross-sectional study
    b. Concurrent cohort study
    c. Retrospective cohort study
    d. Clinical trial
    e. Case-control study
5. In a small pilot study, 12 women with endometrial cancer (cancer of the uterus) and 12 women with no apparent disease were contacted and asked whether they had ever used estrogen. Each woman with cancer was matched by age, race, weight, and parity to a woman without disease. What kind of study design is this?
    a. Concurrent cohort
    b. Retrospective cohort
    c. Case-control
    d. Cross-sectional
    e. Experimental

3. 以下哪一項描述是屬於病例對照研究的特徵？
   a. 研究過去死亡率和發生率的趨勢以預測某疾病未來發生的情形
   b. 分析之前在不同的地方和情況下所作之研究，並根據過去對某疾病已知病因所累積的知識，以建立新的研究假設
   c. 取得一群人之病史和相關資訊，以決定某一暴露是否與該病有關
   d. 研究一群已戒菸男性的癌症發生率
   e. a.和 c.兩者皆正確

4. 在 1965 年的開始進行的研究，若以美國巴爾的摩市 3,000 名成人作為研究對象，調查其酒類飲用情形，以探討 1981~1995 間癌症發生率，此種研究是屬於：
   a. 橫斷型研究
   b. 同時世代研究
   c. 回溯世代研究
   d. 臨床試驗
   e. 病例對照研究

5. 在一項先驅研究中，以 12 位患有子宮內膜癌和 12 位未患有該病之婦女，作為研究對象，並調查其是否服用雌激素。將患有癌症之婦女和未患有癌症之婦女以年齡、種族、體重、胎次作配對。此研究設計是屬於：
   a. 同時世代研究
   b. 回溯世代研究
   c. 病例對照研究
   d. 橫斷型研究
   e. 實驗型研究

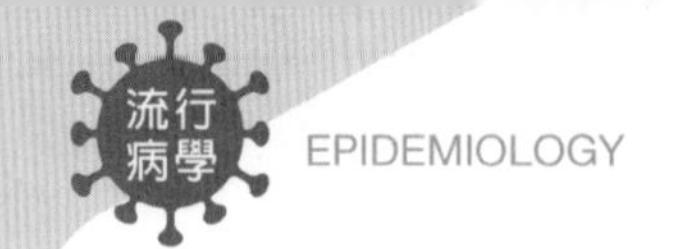

6. The physical examination records of the entire incoming freshman class of 1935 at the University of Minnesota were examined in 1977 to see if their recorded height and weigh at the time of admission to the university was related to their chance of developing coronary heart disease by 1986. This is an example of a:
   a. Cross-sectional study
   b. Case-control study
   c. Concurrent cohort study
   d. Retrospective cohort study
   e. Experimental study

7. In a case-control study, which of the following is (are) true?
   a. The proportion of cases with the exposure is compared with the proportion of controls with the exposure
   b. Disease rates are compared for people with the factor of interest and for people without the factor of interest
   c. The investigator may choose to have multiple of interest
   d. Recall bias is a potential problem
   e. a, c, and d

6. 若以 1977 年明尼蘇達大學 1,935 位大一新生入學體檢之身高、體重記錄來探討這些因子與 1986 年產生冠狀動脈心臟病之相關性，這是屬於：
   a. 橫斷型研究
   b. 病例對照研究
   c. 同時世代研究
   d. 回溯世代研究
   e. 實驗型研究

7. 對於病例對照研究，下列哪一項描述正確？
   a. 比較病例組與對照組暴露的比例
   b. 比較具有興趣研究因子和不具有興趣研究因子研究對象之疾病發生率
   c. 研究者可選擇多重有興趣因子
   d. 回憶偏差是潛在問題
   e. a、c 和 d 皆正確

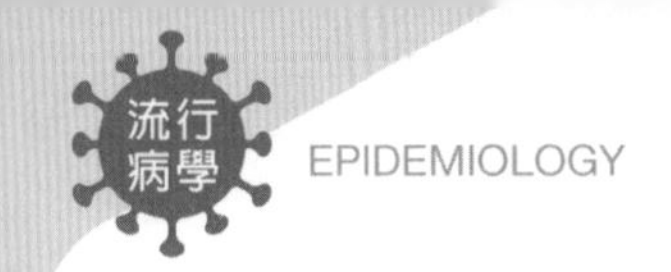

8. In a large case-control study of pancreatic cancer cases, 17% of the patients were found to be diabetic at the time of diagnosis, compared to4% of a well-matched control group(matched by age, sex, ethnic group, and several other characteristics) that was examined for diabetes at the same time as the cases were diagnosed.

   It was concluded that the diabetes played a casual role in the pancreatic cancer. This conclusion:

   a. Is correct
   b. May be incorrect because there is no control or comparison group
   c. May be incorrect because of failure to establish the time sequence between onset of the diabetes and pancreatic cancer
   d. May be incorrect because of less complete ascertainment of diabetes in the pancreatic cancer cases
   e. May be incorrect because of more complete ascertainment of pancreatic cancer in non-diabetic persons

8. 在一大規模胰臟癌病例對照研究，在病例組有 17%的病人被診斷出糖尿病，在控制組以年齡、性別、種族和其他相關特性配對，有 4%的病人患有糖尿病。此研究結論為糖尿病是胰臟癌之主要病因。

   a. 正確
   b. 或許不正確，因為沒有控制組
   c. 或許不正確，因為無法建立糖尿病和胰臟癌開始之時序性
   d. 或許不正確，因為在胰臟癌病例中無法完全確定糖尿病
   e. 或許不正確，因為在未患有糖尿病之研究對象中，較能完全確定胰臟癌

EPIDEMIOLOGY

CHAPTER 10

疾病相關及潛在衝擊的測量

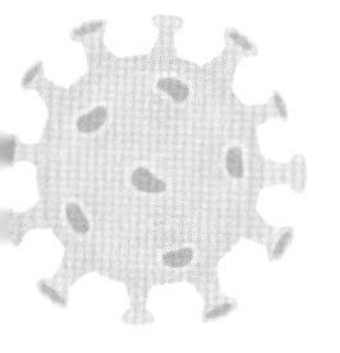

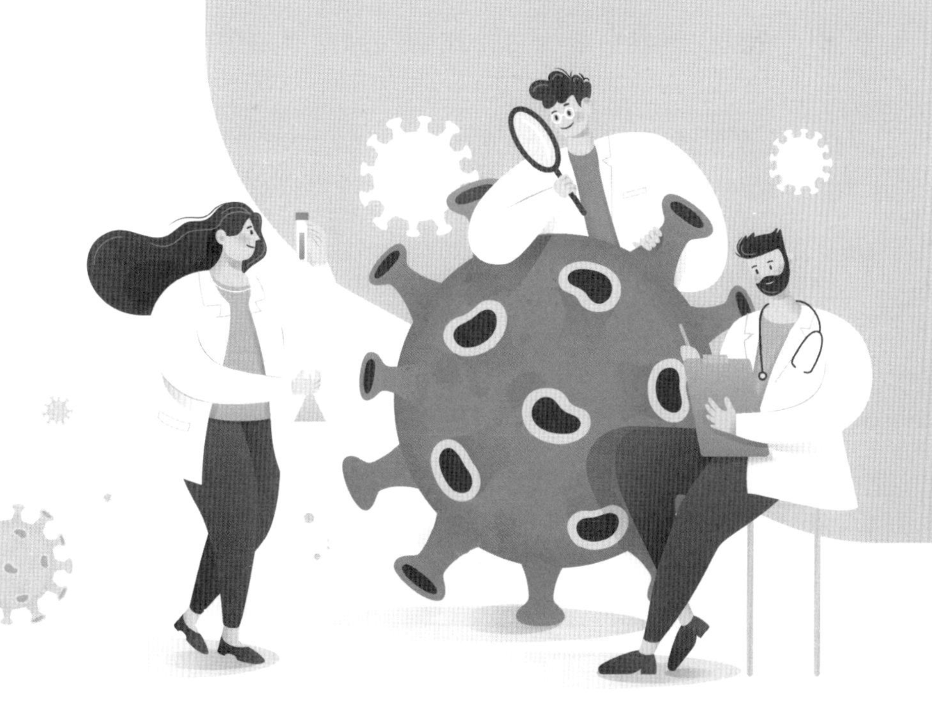

學習目標 OBJECTIVES

1. 瞭解疾病相關的測量指標及其意義的闡述。
2. 說明絕對危險性及相對危險性在流行病學的應用及解釋。
3. 認識潛在衝擊（可歸因的危險性或可歸因的危險百分比）在流行病學上的意義。

前言 FOREWORD

流行病學相關及潛在衝擊的測量通常可分別透過相對比較及絕對比較來表示，在相對比較中，若研究的設計為世代追蹤研究，我們可估算相對危險性來加以證實暴露組其發病的比率是否較非暴露組為高。若研究的設計為病例對照研究，我們可估算暴露勝算比來加以證實病例組其暴露的情形是否較對照組嚴重。在絕對比較中，我們可計算族群可歸因的危險性或族群可歸因的危險百分比，來說明該項暴露對整個族群會造成多少百分比的疾病，或者如果能避免還是減少該項暴露，可減少族群中多少百分比的人因而不用生病。

10-1 疾病相關的測量

1. **相對危險性**(relative risk,rate ratio, RR)：是指暴露組與非暴露組疾病危險性的比例，常用於疾病病因或暴露與疾病相關性的探討。

$$\text{相對危險性(RR)} = \frac{\text{暴露組疾病的危險性}}{\text{非暴露組疾病的危險性}}$$

2. **絕對危險性(absolute risk)**：是指暴露組與非暴露組疾病危險性的差值。該項指標雖然不能決定暴露是否與疾病發生率的增加有關，但經常可提供臨床或公共衛生政策之制定的參考。

絕對危險性＝暴露組疾病的危險性－非暴露組疾病的危險性

一、世代追蹤研究(Cohort Study)

世代研究的起點是先區分出**暴露組**與**非暴露組**的個體（都沒有病），然後再比較兩組的發病情形。其比較可以是絕對的(CID, IDD)或相對的(CIR, IDR)。

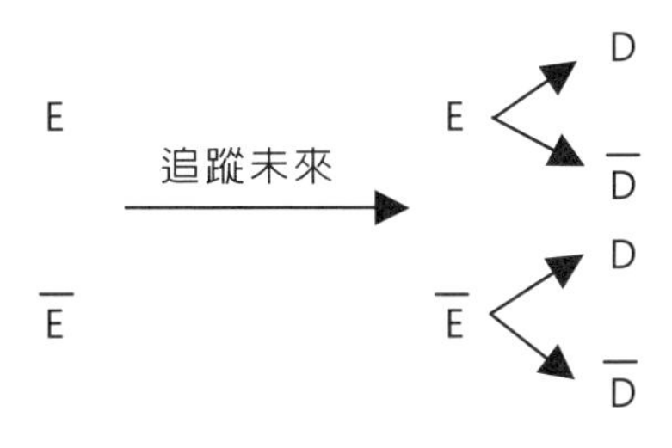

E：暴露組　　　D：疾病發生
$\overline{E}$：非暴露組　　$\overline{D}$：疾病未發生

註：

CID：cumulative incidence difference，累積發生率之差值

IDD：incidence density difference，發生密度之差值

CIR：cumulative incidence rate ratio，累積發生率之比例

IDR：incidence density rate ratio，發生密度之比例

二、病例對照研究(Case-Control Study)

此型研究是在觀察有病者（病例組，case）和沒病者（對照組，control），然後收集這兩組過去某種暴露的歷史，再比較兩組的暴露率。

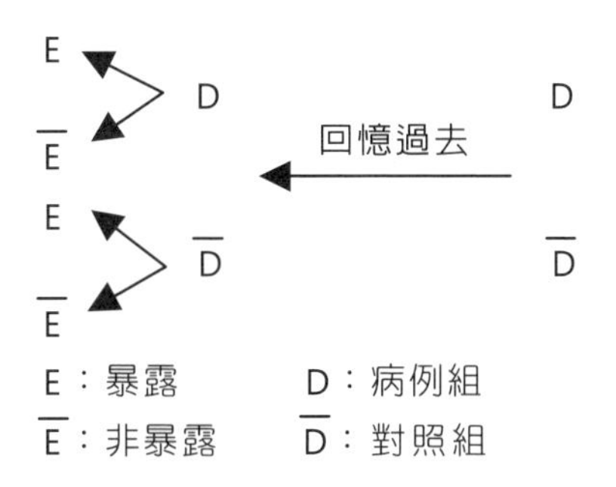

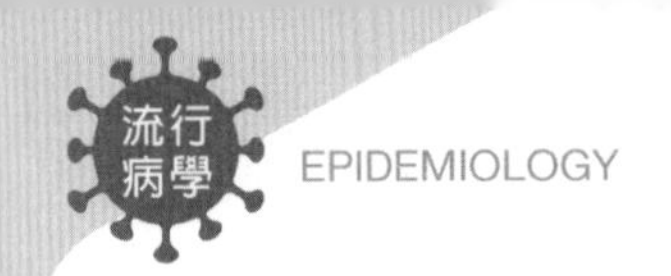

10-2 世代研究相對危險性的推估

組 別	追蹤疾病發生情形			
	發病者	未發病者	總 計	疾病發生率
暴露組	a	b	a+b	$\frac{a}{a+b}$
非暴露組	c	d	c+d	$\frac{c}{c+d}$

暴露組的發生率 $=\frac{a}{a+b}$　　非暴露組的發生率 $=\frac{c}{c+d}$

$$\text{相對危險性(RR)}=\frac{\text{暴露組疾病的危險性}}{\text{非暴露組疾病的危險性}}=\frac{\left(\frac{a}{a+b}\right)}{\left(\frac{c}{c+d}\right)}$$

若 RR=1，表示暴露組與非暴露組疾病的危險性相同，亦即呈現沒有相關；RR>1，表示暴露組疾病的危險性高於非暴露組，亦即呈現正相關（危險因子）；RR<1，表示暴露組疾病的危險性低於非暴露組，亦即呈現負相關（保護因子）。

範例 1

以表 10-1 為例，其吸菸者與非吸菸者罹患冠狀心臟血管疾病的相對危險性如下：

$$RR=\frac{\text{吸菸者冠狀心臟血管疾病的發生率}}{\text{非吸菸者冠狀心臟血管疾病的發生率}}=\frac{\left(\frac{84}{3,000}\right)}{\left(\frac{87}{5,000}\right)}=1.61$$

若沒有其他可能的干擾因子，我們可解釋為吸菸者罹患冠狀心臟血管疾病的發生率為非吸菸者的 1.61 倍，亦即吸菸者可能較易罹患冠狀心臟血管疾病，或吸菸為造成冠狀心臟血管疾病的危險因子。

表 10-1 某世代研究吸菸導致冠狀心臟血管疾病的結果

組 別	導致冠狀心臟血管疾病的發生情形			
	發病者	未發病者	總 計	每年發生率
吸菸者	84	2,916	3,000	28.0‰
非吸菸者	87	4,913	5,000	17.4‰

吸菸者冠狀心臟血管疾病的發生率 $= \frac{84}{3,000} = 28.0‰$

非吸菸者冠狀心臟血管疾病的發生率 $= \frac{87}{5,000} = 17.4‰$

10-3 病例對照研究暴露勝算比的推估

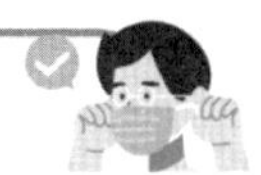

在病例對照研究中，我們並不能計算相對危險性，但可計算暴露勝算比(odds ratio, OR)來測量疾病的相關情形（表 10-2），其公式如下：

$$暴露勝算比(OR) = \frac{\left(\frac{a}{c}\right)}{\left(\frac{b}{d}\right)} = \frac{ad}{bc}$$

表 10-2 暴露勝算比的計算

過去暴露情形	組 別	
	病例組：有病者	對照組：沒有病者
暴 露	a	b
非暴露	c	d
總 計	a+c	b+d
	病例組暴露勝算比 $= \frac{a}{c}$	對照組暴露勝算比 $= \frac{b}{d}$

暴露勝算比其解釋與相對危險性(RR)相似，若 OR=1，表示病例組其過去暴露的情形與對照組相同，亦即呈現沒有相關；OR>1，表示病例組其過去暴露的情形較對照組為高，亦即呈現正相關；OR<1，表示病例組其過去暴露的情形較對照組為低，亦即呈現負相關。

範例 2

計算非配對型病例對照研究之暴露勝算比，表 10-3 為罹患心臟血管疾病病例組與對照組之吸菸暴露情形，我們可將之整理成表 10-4 的內容，其罹患心臟血管疾病之病例組比上對照組之吸菸暴露勝算比如下：

$$OR=\frac{\left(\frac{6}{4}\right)}{\left(\frac{3}{7}\right)}=\frac{6\times 7}{4\times 3}=3.5$$

非配對型病例對照研究中，若沒有其他可能的干擾因子影響，我們可解釋為罹患冠狀心臟血管疾病吸菸的比率為未罹患冠狀心臟血管疾病者的 3.5 倍，亦即罹患冠狀心臟血管疾病者吸菸的比率較未罹患冠狀心臟血管疾病者為高，或冠狀心臟血管疾病與患者過去吸菸有關。

表 10-3

病例組	對照組
E	N
E	E
N	N
E	N
N	E
N	N
E	N
E	E
E	N
N	N

註：E：暴露
N：非暴露

表 10-4

過去	組 別	
暴露情形	病例組：有病者	對照組：沒有病者
暴 露	6	3
非暴露	4	7
總 計	10	10

病例組暴露勝算比＝$\frac{6}{4}$；對照組暴露勝算比＝$\frac{3}{7}$

範例 3

計算配對型病例對照研究之暴露勝算比。若以表 10-3 相同的病例組與對照組之暴露情形為例，我們可將之整理成表 10-5 的內容，配對後罹患心臟血管疾病之病例組比上對照組之吸菸暴露勝算比如下：

$$\text{OR matched pair} = \frac{b}{c} = \frac{4}{1} = 4$$

配對型病例對照研究中，若沒有其他可能的干擾因子影響，我們可解釋為罹患冠狀心臟血管疾病吸菸的比率為未罹患冠狀心臟血管疾病者的 4 倍，亦即罹患冠狀心臟血管疾病者吸菸的比率較未罹患冠狀心臟血管疾病者為高，或冠狀心臟血管疾病與患者過去吸菸有關。

表 10-5

病例組	對照組	
	暴 露	非暴露
暴 露	2	4
非暴露	1	3

10-4 可歸因的危險性

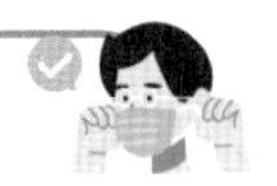

在疾病的相關測量上，我們可利用相對危險性(relative risk, RR)或暴露勝算比(odds ratio, OR)來測量疾病的相關強度以作為因果關係推論的重要參考。可歸因的危險性(attributable risk)是指有多少百分比疾病的發生率可歸因於是由某個特定的暴露所造成。舉例來說，若我們知道罹患肺癌的人，有 30%是由吸菸所引起的，因此如果我們可以讓吸菸者戒菸，便可減少或避免 30%的人因吸菸而罹患肺癌。

一、暴露組可歸因的危險性(Attributable Risk for Exposed Group)

暴露組可歸因的危險性如圖 10-1 所示，其計算公式如下：

暴露組可歸因的危險性
＝暴露組的疾病發生率－非暴露組的疾病發生率

暴露組可歸因的危險百分比

$$=\frac{\text{暴露組的疾病發生率}-\text{非暴露組的疾病發生率}}{\text{暴露組的疾病發生率}}\times 100\%$$

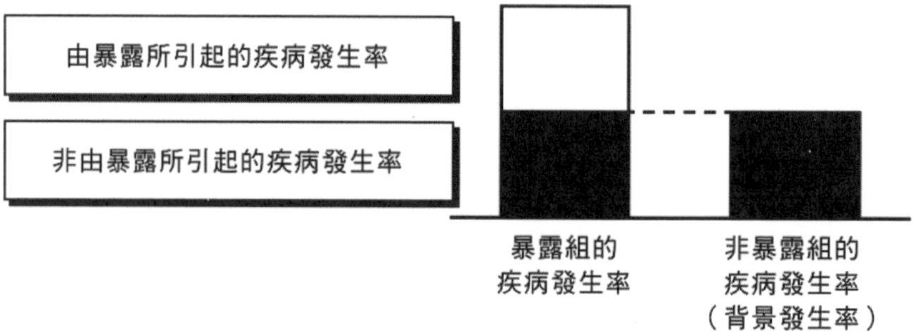

由暴露所引起的疾病發生率

非由暴露所引起的疾病發生率

暴露組的疾病發生率

非暴露組的疾病發生率（背景發生率）

圖 10-1 暴露組可歸因危險性的概念

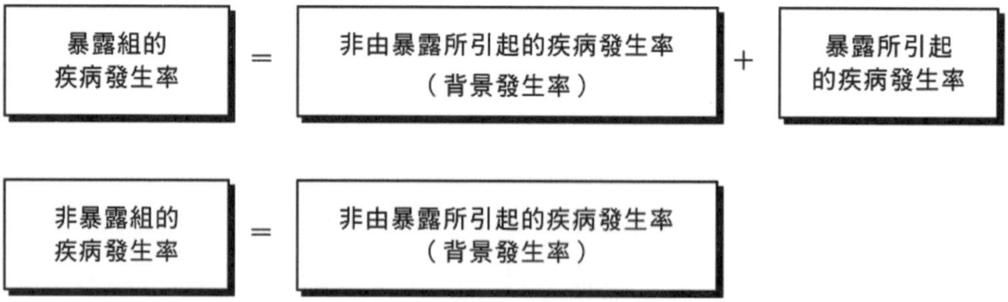

暴露組的疾病發生率 ＝ 非由暴露所引起的疾病發生率（背景發生率） ＋ 暴露所引起的疾病發生率

非暴露組的疾病發生率 ＝ 非由暴露所引起的疾病發生率（背景發生率）

圖 10-2 可歸因危險性的概念

以表 10-1 為例，暴露組可歸因的危險性＝28.0-17.4=10.6‰，其意義為，10.6‰的冠狀心臟血管疾病的發生是由吸菸所引起，故暴露組可歸因的危險百分比＝$\frac{28.0-17.4}{28.0}=\frac{10.6}{28.0}$=0.379=37.9%。

因此如果我們可以讓吸菸者戒菸，便可避免 38%的人因吸菸而導致冠狀心臟血管疾病的產生。

二、整個族群可歸因的危險性

若我們想要評估一種戒菸的計劃在整個城市或族群中是否有效，我們便可計算整個族群可歸因的危險性(attributable risk for total population)，來加以評估，其概念見圖 10-2。計算公式如下：

整個族群可歸因的危險性
＝整個族群疾病的發生率－非暴露組疾病的發生率

整個族群可歸因的危險百分比

$$=\frac{\text{整個族群疾病的發生率}-\text{非暴露組疾病的發生率}}{\text{整個族群疾病的發生率}}\times 100\%$$

若以表 10-1 為例，假設吸菸者在整個族群所佔的百分比為 44%，整個族群冠狀心臟血管疾病的發生率＝

$$\left(\begin{array}{c}\text{吸菸者冠狀心臟}\\\text{血管疾病的發生率}\end{array}\right)\left(\begin{array}{c}\text{吸菸者在整個}\\\text{族群所佔的百分比}\end{array}\right)+\left(\begin{array}{c}\text{非吸菸者冠狀心臟}\\\text{血管疾病的發生率}\end{array}\right)\left(\begin{array}{c}\text{非吸菸者在整個}\\\text{族群所佔的百分比}\end{array}\right)$$

$$=\left(\frac{28.0}{1{,}000}\right)(0.44)+\left(\frac{17.4}{1{,}000}\right)(0.56)=\frac{22.1}{1{,}000}$$

整個族群可歸因的危險性＝$\frac{22.1}{1{,}000}-\frac{17.4}{1{,}000}=\frac{4.7}{1{,}000}$，其意義為整個族群 4.7‰的冠狀心臟血管疾病的發生是因吸菸所引起。

整個族群可歸因的危險百分比＝$\frac{22.1-17.4}{22.1}$=21.3%，因此如果戒菸的計畫能有效的減少吸菸者吸菸，我們便可讓整個族群減少 21.3%的人因吸菸而罹患冠狀心臟血管疾病。

根據 Levin's 公式，整個族群可歸因的危險百分比的計算公式為：

整個族群可歸因的危險百分比

$$= \frac{\text{整個族群疾病的發生率}-\text{非暴露組疾病的發生率}}{\text{整個族群疾病的發生率}}$$

$$= \frac{P(r-1)}{P(r-1)+1}$$ （p：暴露佔整個族群的百分比；r：RR 或 OR）

$$= \frac{\begin{pmatrix}\text{Incidence in}\\ \text{total population}\end{pmatrix} - \begin{pmatrix}\text{Incidence in}\\ \text{nonexposed group}\end{pmatrix}}{\text{Incidence in total population}}$$

10-5 因果關係判定的標準

1. **時序性**(temporal relationship)：暴露必須在疾病發生之前，因果關係的邏輯才能清楚，通常世代追蹤研究的因果關係常常較病例對照研究清楚。
2. **相關的強度**(strength of the association)：可用相對危險性(RR)、相對風險比(HR)或暴露勝算比(OR)來測量，相關的強度越強，則因果關係較易建立。
3. **劑量效應關係**(dose-response relationship)：疾病與暴露的相關強度會隨暴露劑量的增加而增加時，此種暴露的因子引起疾病的可能性則越大。

4. **研究結果的再現性**(replication of the findings)：如果因果關係能夠成立，若用同樣的方法在不同的研究地點或不同的族群，其所得到的結果，應該相當接近。

5. **生物學上的合理性**(biologic plausibility)：因果關係的建立通常也必須有生物學上的證據，有些毒性物質在某些動物會有作用，但對別種動物其作用可能不同，從生物學上的作用來推論因果關係時，需要多加注意。

6. **考慮其他可能的解釋**(consideration of alternate explanations)：在暴露與疾病之相關分析中，其因果關係是否真的存在或是由於干擾因子所造成的影響，往往很難加以分辨，因此有必要在結果的解釋上更謹慎的考慮其他可能的解釋。

7. **減少暴露是否能有效減少或避免疾病發生**(cessation of exposure)：
   若因果關係能夠建立時，減少或去除危險因子的暴露，則可避免抑或減少疾病的發生，我們可透過可歸因的危險性(AR)或可歸因的危險百分比(PAR)來加以測量。

8. **特異性**(specificity of the association)：在因果關係的分析中，特異性越高表示單一暴露只會引起一種疾病，但通常在現實生活中，只適用於傳染病。

9. **一致性**(consistency with other knowledge)：以不同的方法、不同的對象，由不同的人作研究應可得到相似的結果，但實際從事研究時，往往因為干擾因子的影響而導致結果常常有些差異。

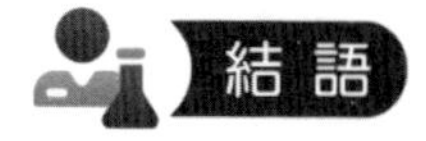

本章的重點在於介紹相對危險性、暴露勝算比及可歸因的危險性在流行病學相關研究中的解釋及其應用，使讀者能夠針對不同的研究設計，利用本章所提及之流行病學相關測量的指標，並應用因果關係判定的標準，加以印證因果關係是否存在。

EXERCISE

1. Of 2,872 persons who had received radiation treatment in childhood because of enlarged thymus, cancer of the thyroid developed in 24 and benign thyroid tumor developed 52. A comparison group consisted of 5,055 children who had received no such treatment (brothers and sisters of those children who had received radiation treatment). During the follow-up period, none of the comparison group developed thyroid cancer, but benign thyroid tumors developed in 6.
   Calculate the relative risk for benign thyroid tumors:__________

2. In a study of a disease in which all cases that developed were ascertained, if the relative risk for the association between a factor and the disease is equal to or less than 1.0 then:
   a. There is no association between the factor and the disease
   b. The factor protects against development of the disease
   c. Either matching or randomization has been unsuccessful
   d. There is either no association or a negative is not possible
   e. There is either no association or a negative association between the factor and the disease

1. 2,872 位在孩童時期，因為胸腺腫大接受放射線治療的人當中，有 24 位發展成甲狀腺癌，52 位發展成良性甲狀腺腫瘤。對照組為 5,055 位未曾接受過放射線治療的小孩（其兄弟姐妹曾接受過放射線治療）。後續追蹤發現對照組中沒有人發展成甲狀腺癌，但有 6 位發展成良性甲狀腺腫瘤。試計算良性甲狀腺腫瘤之相對危險性：

____

2. 在一疾病研究，所有發展病例已確定，假如某種因素和疾病相關性之相對危險性≦1.0，那麼：
   a. 該因素和疾病無相關
   b. 該因素減低疾病的發生
   c. 無法成功配對或隨機抽樣
   d. 無相關或負相關是不可能的
   e. 該因素和疾病不是無相關就是負相關

3. In a small pilot study, 12 women with uterine cancer and 12 with no apparent disease were contacted and asked whether they had ever used estrogens. Each woman with cancer was matched by age, race, weight, and parity to a woman without disease. The results are shown below.

Pair Number	Women with Uterine Cancer	Women Without Uterine Cancer
1	Estrogen user	Estrogen non-user
2	Estrogen non-user	Estrogen non-user
3	Estrogen user	Estrogen user
4	Estrogen user	Estrogen user
5	Estrogen user	Estrogen non-user
6	Estrogen non-user	Estrogen non-user
7	Estrogen user	Estrogen non-user
8	Estrogen user	Estrogen non-user
9	Estrogen non-user	Estrogen user
10	Estrogen non-user	Estrogen user
11	Estrogen user	Estrogen non-user
12	Estrogen user	Estrogen non-user

(1) What is the estimated odds ratio of cancer when analyzing this study as a matched pairs study?

a. 0.25

b. 0.33

c. 1.00

d. 3.00

e. 4.20

(2) Un-match the pairs. What is the estimated odds ratio of cancer when analyzing this as an unmatched study design?

a. 0.70

b. 1.43

c. 2.80

d. 3.00

e. 4.00

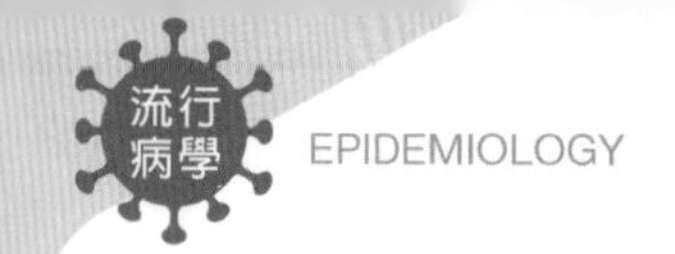

3. 在一先驅研究中，12 位患有子宮癌和 12 位未患有子宮癌之婦女被詢問是否曾經服用雌激素。將患有該症和未患有該癌之婦女依年齡、體重、胎次配對，結果如下：

對 數	患有子宮癌	未患有子宮癌
1	曾經服用雌激素	未曾經服用雌激素
2	未曾經服用雌激素	未曾經服用雌激素
3	曾經服用雌激素	曾經服用雌激素
4	曾經服用雌激素	曾經服用雌激素
5	曾經服用雌激素	未曾經服用雌激素
6	未曾經服用雌激素	未曾經服用雌激素
7	曾經服用雌激素	未曾經服用雌激素
8	曾經服用雌激素	未曾經服用雌激素
9	未曾經服用雌激素	曾經服用雌激素
10	未曾經服用雌激素	曾經服用雌激素
11	曾經服用雌激素	未曾經服用雌激素
12	曾經服用雌激素	未曾經服用雌激素

(1)以配對研究估計子宮癌的暴露勝算比為何？

a. 0.25

b. 0.33

c. 1.00

d. 3.00

e. 4.20

(2)以非配對研究推測子宮癌的暴露勝算比為何？

a. 0.70

b. 1.43

c. 2.80

d. 3.00

e. 4.00

4. ▶Rates of Atherosclerotic Heart Disease (ASHD) per 10,000 population, by Age and Sex, Framingham, Mass.

Age at Beginning of Study (yr)	Men		Women	
	ASHD Rates At Initial Exam	Yearly Follow-up Exams (Mean Annual Incidence)	ASHD Rates At Initial Exam	Yearly Follow-up Exams (Mean Annual Incidence)
29-34	76.7	19.4	0.0	0.0
35-44	90.7	40.0	17.2	2.1
45-54	167.6	106.5	111.1	29.4
55-64	505.4	209.1	211.1	117.8

(1)The relative risk for developing ASHD subsequent to entering this study *in men as compared to women is:*

a. Approximately equal in all age groups

b. Highest in the oldest age group

c. Lowest in the youngest and 35-44 and 45-54 years

d. Highest in the youngest and oldest age groups, and lowest at ages 35-44 and 45-54 years

e. Lowest in the oldest age group

(2)The most likely explanation for the differences: in rates of ASHD between the initial examination and the yearly *follow-up* examinations in men is:

a. The prevalence and incidence of ASHD increase with age in men

b. Case-fatality rates of ASHD are higher at younger ages in men

c. A case fatality rate in ASHD is highest in the first 24 hours following a heat attack

d. The initial examination measures the prevalence of ASHD, whereas the subsequent examinations primarily measure the incidence of ASHD

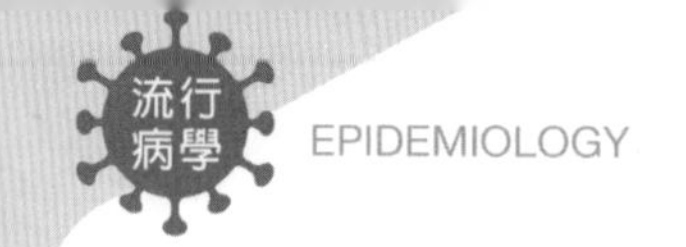

4. ▶麻州佛明罕地區，不同年齡層、性別的動脈粥狀硬化心臟病(ASHD)每萬人口比率：

研究啟始年齡	男性		女性	
	研究初始時的 ASHD 比率	追蹤一段時間後 ASHD 年發生率	研究初始時的 ASHD 比率	追蹤一段時間後 ASHD 年發生率
29-34	76.7	19.4	0.0	0.0
35-44	90.7	40.0	17.2	2.1
45-54	167.6	106.5	111.1	29.4
55-64	505.4	209.1	211.1	117.8

(1)比較男性、女性在產生 ASHD 之相對危險性：

a. 在所有年齡組成大約相等
b. 年紀最大的族群危險性最高
c. 年紀最小，35~44 歲，45~54 歲的族群危險性最低
d. 年紀最大，年紀最小的族群危險性最高，35~44 歲，45~54 歲的族群危險性最低
e. 年紀最大的族群危險性最低

(2)男性早期檢查和每年追蹤檢查 ASHD 比率之差異可能的解釋為：

a. 男性族群之 ASHD 盛行率和發病率會隨著年齡增加
b. 年齡較小的男性族群之 ASHD 致死率較高
c. 在心臟病發後的前 24 個小時之 ASHD 致死率最高
d. 一開始的檢查是測量 ASHD 的盛行率，之後的檢查是測量 ASHD 的發生率

5. Talbot and colleagues carried out a study of sudden unexpected death in women. Data on smoking history are shown in the following table:

▶ Smoking History for Cases of ASHD Sudden Death and Controls (Current Smoker, 1+Pack/day (Matched Pairs), Allegheny County, 1980)

Cases	Controls		
	Smoking 1+ pack/day	**Smoking <1 pack/day**	**Total**
Smoking 1+ pack/day	2	36	38
Smoking <1 pack/day	8	34	42
Total	10	70	80

(1) Calculate the matched-pairs odds ratio for these data.__________

(2) Using data from the above table unmatch the pairs and calculate an unmatched odds ratio.__________

(3) What are the odds that controls smoke 1+ pack/day ? __________

6. Several studies have found that approximately 85% of cases of lung cancer are due to cigarette smoking. This measure is an example of:

a. An incidence rate

b. An attributable risk

c. A relative risk

d. A prevalence risk

e. A proportionate mortality ratio

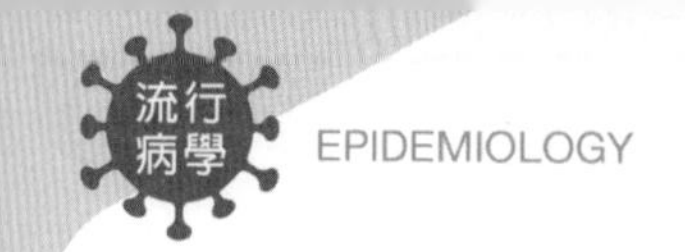

5. Talbot 和其同事研究婦女動脈粥狀硬化心臟病之突然死亡與吸菸之相關如下表所示：

病例組	對照組		
	每天吸菸多於 1 包	每天吸菸少於 1 包	合 計
每天吸菸多於 1 包	2	36	38
每天吸菸少於 1 包	8	34	42
合 計	10	70	80

(1)計算配對後之暴露勝算比：__________

(2)計算非配對後之暴露勝算比：__________

(3)計算對照組每天吸超過一包菸之勝算：__________

6. 很多研究發現大約 85%的肺癌是因吸菸所引起。此測量是屬於：
   a. 發生率
   b. 可歸因危險性
   c. 相對危險性
   d. 盛行危險性
   e. 死亡比例

7. Results of a 10-year cohort study of smoking and coronary heart disease (CDH) are shown below:

At Beginning of Study	**Outcome After 10 yr**	
	Developed CHD	**Did Not Develop CHD**
2,000 Healthy smokers	65	1,935
4,000 Healthy non-smokers	20	3,980

(1) The incidence of CHD in smokers that can be attributed to smoking is: __________

(2) The proportion of the total incidence of CHD in smokers that is attributable to smoking is: __________

8. In a cohort study of smoking and lung cancer, the incidence of lung cancer among smokers was found to be 9/1,000 and the incidence among non-smokers was 1/1,000. From another source were known that 45% of the total population was smokers.

(1) The incidence of lung cancer attributable to smoking in the total population is: __________

(2) The proportion of the risk in the total population which is attributable to smoking: __________

7. 探討吸菸與冠狀動脈心臟病(CHD)的 10 年世代追蹤研究結果如下：

研究一開始暴露情形	追蹤 **10** 年結果	
	CHD 發病	**CHD** 未發病
2,000 位健康吸菸者	65	1,935
4,000 位健康未吸菸者	20	3,980

(1)吸菸者之 CHD 可歸因之危險性為：__________

(2)吸菸者之 CHD 可歸因之危險百分比為：__________

8. 在吸菸和肺癌的世代追蹤研究中，吸菸者肺癌的發生率為 9/1,000，而非吸菸者的發生率為 1/1,000。假設整個族群有 45%為吸菸者：

(1)在整個族群可歸因於吸菸之肺癌危險性為：__________

(2)在整個族群可歸因於吸菸之危險百分比為：__________

9. An investigator examined cases of fetal death in 27,000 pregnancies and classified mothers according to whether they had experienced sexual intercourse within 1 month before delivery. It was found that 11% of the mothers of fetuses that died and 2.5% of the mothers of fetuses that survived had had sexual intercourse during the period.

   It was concluded that intercourse during the month preceding delivery caused the fetal death. This conclusion:

   a. May be incorrect because mothers who had intercourse during the month before childbirth may differ in other important characteristic from those who did not
   b. May be incorrect because there is no comparison group
   c. May be incorrect because prevalence rates are used where incidence rated are needed
   d. May be incorrect because of failure to achieve a high level of statistical significance
   e. Both b and c

10. All of the following are important criteria when making causal inferences *except*:

    a. Consistency with existing knowledge
    b. Dose-response
    c. Consistency of association in several studies
    d. Strength of association
    e. Predictive value

9. 一研究者調查 27,000 位死產之孕婦，並詢問其在產前一個月是否有性行為。研究結果發現，在那段時間有性行為的孕婦其中 11%死產、2.5%則活產。此研究結論為產前一個月性交會導致胎兒死亡，此結論：
   a. 可能不正確，因為在分娩前一個月有性行為的孕婦和沒有性行為的孕婦其特質有很大差異
   b. 可能不正確，因為沒有對照組
   c. 可能不正確，因為應使用發生率而非使用盛行率
   d. 可能不正確，因為未達統計上顯著差異
   e. b 和 c

10. 以下哪一項並非因果關係推論時之標準？
   a. 與現存知識的一致性
   b. 劑量效應
   c. 其他相關研究之一致性
   d. 相關的強度
   e. 預測值

EPIDEMIOLOGY

CHAPTER 11

研究的效度問題－偏差及干擾

11-1 偏 差

11-2 干擾與干擾因子

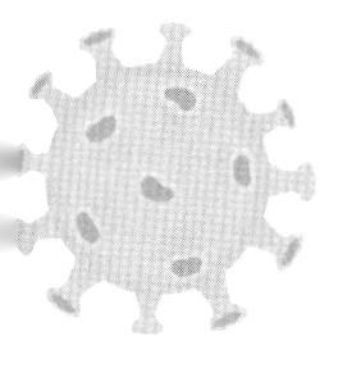

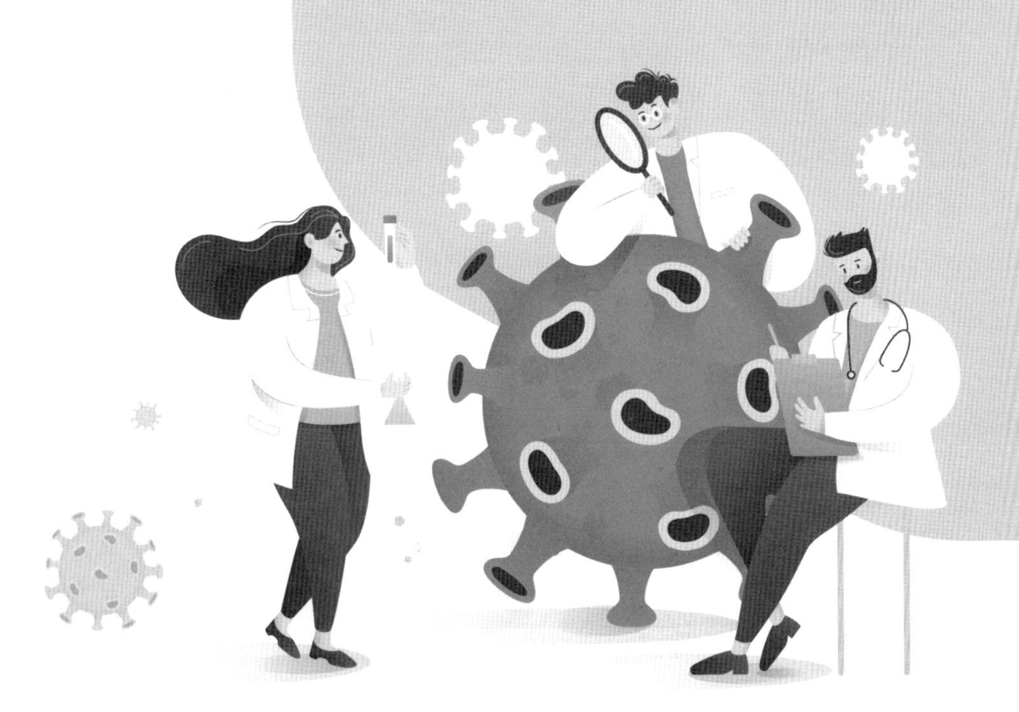

學習目標 OBJECTIVES

1. 認識流行病學研究中所可能產生的效度問題，包括兩個偏差及一個干擾。
2. 說明選樣偏差及資訊偏差形成的原因及如何避免或減少其對研究結果的影響。
3. 瞭解構成干擾因子的條件及如何在研究設計階段或資料分析階段控制干擾。

前言 FOREWORD

本章特別強調流行病學研究中所可能產生的效度問題，亦稱為系統性誤差，其中包括選樣偏差、資訊偏差及干擾，透過本章的介紹可使讀者清楚瞭解各種研究設計較易發生的偏差及可能產生的干擾，並學習如何透過研究設計階段或資料分析階段加以避免或控制上述的效度問題。

研究的效度問題又可定義為在研究設計、執行或分析過程中不小心所產生的系統性誤差(systematic error)，大致包括選樣偏差(selection bias)、資訊偏差(information bias)及干擾(confounding)三大類。

11-1 偏　差

偏差(bias)大致包括選樣偏差(selection bias)及資訊偏差(information bias)二大類。

一、選樣偏差(Selection Bias)

1. 定義：假設我們所選的病例組及對照組，或暴露組與非暴露組經研究後發現有暴露與疾病間呈現明顯的相關，但實際情形並非如此亦即並無相關，此種因選樣不當所產生的偏差稱之。

2. 選樣偏差可能因研究對象不回應所產生。如果研究對象有病且有暴露的回應率(response rate)遠高於有病但非暴露的研究對象，便容易產生此種偏差而易得到研究結果有明顯之假相關。一般來說不回應者其人口學、社經地位、文化、生活型態及健康情形等特質與回應者常有很大的不同，因此如何降低不回應率避免選樣偏差的產生為流行病學重要的課題。

3. 選樣偏差常會影響到研究的推論(generalizability)，又稱為外在效度(external validity)，但未必會對其內在效度(internal validity)產生影響，例如在病例對照研究中，若選樣偏差在病例組及對照組其情況相同，我們仍可正確的估計其暴露勝算比(OR)。

二、資訊偏差(Information Bias)

1. 定義：在收集資料過程中，因不適當的資料收集方式，導致所收集的暴露或疾病相關資訊不正確則稱之。

2. 不正確的收集資料方式可能導致錯誤歸類的產生，又稱為錯誤歸類偏差(misclassification bias)。其可能產生的型態可分為：

   (1) 非差異性的錯誤歸類(non-differential misclassification)：若錯誤暴露分類在病例組及對照組的情形相同則稱之，若有此情形發生易低估其暴露勝算比(OR)，或稀釋其暴露與疾病之相關性。亦即 bias the OR toward the null value of 1.0 (It “dilutes” the association.)。

(2) 差異性的錯誤歸類(differential misclassification)：若錯誤暴露分類病例組及對照組的情形不同，則稱之。

範例 1

・沒有錯誤歸類(no misclassification)情形

暴露情形	病例組	對照組
有	50	20
無	50	80

→ $OR=\dfrac{\left(\frac{50}{50}\right)}{\left(\frac{20}{80}\right)}=4.0$

・假設在病例組及對照組其產生的暴露錯誤歸類各有 30%

暴露情形	病例組	對照組
有	50－**15**＝35	20－**6**＝14
無	50＋**15**＝65	80＋**6**＝86

註：黑體字表示錯誤歸類的人數。

→ $OR=\dfrac{\left(\frac{35}{65}\right)}{\left(\frac{14}{86}\right)}=3.3$

範例 2

假設其敏感度(sensitivity)=0.90、精確度(specificity)=0.80，若病例組與對照組其敏感度及精確度相同，如下：

	病例組			對照組			
真正的分佈（黃金標準）	有暴露	沒有暴露		有暴露	沒有暴露		True OR：
	50	50		20	80		$\frac{50}{50}\div\frac{20}{80}$ ＝4.0
研究的分佈：			病例組			對照組	Misclassified OR:
・有暴露	45	10	55	18	16	34	$\frac{55}{45}\div\frac{34}{66}$ ＝2.4
・沒有暴露	5	40	45	2	64	66	
	(I)	(II)	(III)	(IV)	(V)	(VI)	
有暴露之敏感度或沒有暴露之精確度	0.90	0.80		0.90	0.80		

範例 3

假設其敏感度不同（病例組大於對照組），而其精確度相同，如下：

	病例組			對照組			
真正的分佈（黃金標準）	有暴露	沒有暴露		有暴露	沒有暴露		True OR :
	50	50		20	80		$\frac{50}{50} \div \frac{20}{80}$ =4.0
研究的分佈			病例組			對照組	Misclassified OR :
・有暴露	48	0	48	14	0	14	$\frac{48}{52} \div \frac{14}{86}$
・沒有暴露	2	50	52	6	80	86	=5.7
	(I)	(II)	(III)	(IV)	(V)	(VI)	
有暴露之敏感度或沒有暴露之精確度	0.96	1.00		0.70	1.00		

註：若有此情形發生可能容易高估其暴露勝算比(OR)，或過份強調其暴露與疾病之相關性。亦即 bias the OR away from the null value of 1.0 (It “strength” the association.)。

範例 4

假設其敏感度與精確度不同（病例組大於對照組），如下：

	病例組			對照組			
真正的分佈（黃金標準）	有暴露	沒有暴露		有暴露	沒有暴露		True OR :
	50	50		20	80		$\frac{50}{50} \div \frac{20}{80}$ =4.0
研究的分佈			病例組			對照組	Misclassified
・有暴露	48	0	48	14	16	30	OR : $\frac{48}{52} \div$
・沒有暴露	2	50	52	6	64	70	$\frac{30}{70}$ =2.1
	(I)	(II)	(III)	(IV)	(V)	(VI)	
有暴露之敏感度或沒有暴露之精確度	0.96	1.00		0.70	0.80		

註：若有此情形發生可能容易低估其暴露勝算比(OR)，或稀釋其暴露與疾病之相關性。亦即 bias the OR toward to the null value of 1.0 (It “dilutes” the association.)。

3. 由以上範例我們可以發現，若有非差異性的錯誤歸類產生，易低估其暴露與疾病之危險性；若有差異性的錯誤歸類產生，可能高估或低估其暴露與疾病之危險性。

4. 在病例對照研究中，由於必須透過研究對象回憶其過去實際的暴露情形，容易有回憶偏差(recall bias)，例如病例組常常比較記得過去暴露的情形，而對照組則較容易忘記過去的暴露情形，欲避免此回憶偏差之產生可考慮收集患者之生物檢體，進行生物指標(biomarkers)之量測或巢式病例對照研究(nested case-control study)。

11-2 干擾與干擾因子

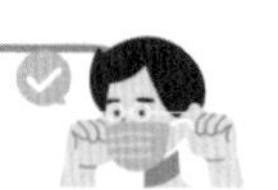

任何暴露以外的第三個因子，若不均勻的分佈在兩組時，會造成扭曲暴露與疾病的相關性，此種現象稱之為干擾(confounding)。造成干擾的這些外在變數又稱為干擾因子(confounder)，構成干擾因子的條件有三：

1. 必須是一個危險因子(F→D)。
2. 在暴露組與非暴露組兩組間的分佈不均，即干擾因子與暴露間須有相關性(F↔E)。
3. 干擾因子不能為暴露因子與疾病間之中間產物。

以吸菸(E)與肺癌(D)的相關性為例，假設石綿暴露(F)為干擾因子，其相關性如圖 11-1 所示。

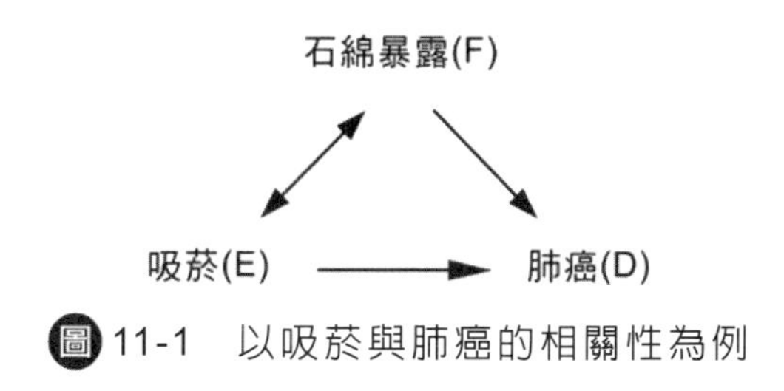

圖 11-1 以吸菸與肺癌的相關性為例

我們可以分別由研究設計及透過資料分析著手，以控制干擾因子。

一、在研究設計階段

1. **限制**(restriction)：對於觀察型的研究設計，研究者無法透過隨機分派來決定研究對象的分組，但可用限制條件來控制干擾因子，例如年齡是某研究的干擾因子，研究者可在研究設計階段，將年齡設定在特定的範圍內，年齡的差異性就不會影響到暴露與疾病的關係。限制條件本身有三大缺點：
   (1) 限制僅能控制已知的干擾因子，不像隨機分派可控制已知或未知潛在的干擾因子，且無法對這些因子作進一步的研究。
   (2) 限制的條件如果越多，可能造成研究對象人數不足的窘境。
   (3) 限制條件後，未來作推論時也會受到同樣的限制。
2. **配對**(matching)：研究者可以干擾因子來加以配對，使得干擾因子分佈均勻，不致影響暴露與疾病的相關性，例如性別是某個世代研究法的干擾因子，如果暴露組每收一個男性個案，非暴露組也要收一個男性個案，反之，暴露組每收一個女性個案，非暴露組也須收一個女性個案，因此，暴露組與非暴露組的性別比例則會相同。當我們分析暴露因子與疾病的相關性時，性別自然不會成為干擾因子。配對的缺點為一旦針對某個變項加以配對後，日後便無法針對該變項作進一步與疾病相關性的探討。

3. **隨機分派**(randomization)：研究者可運用隨機分派的技巧，將樣本隨機均勻的分組，自然可將已知或未知的干擾因子均勻的分佈在不同的組別，而不致影響暴露與疾病之相關性。唯一的缺點是，隨機分派僅適用於實驗型的研究設計，對於觀察型的研究，很難透過此種方式來加以控制可能的干擾因子。

二、在統計分析階段

1. **標準化**(standardization)：標準化比率的主要用途在於比較不同人口組成的團體比率。由於人口結構的不同，常會導致比較上的差異，因此在進行比較時，有加以調整的必要，而經過調整後的比率就稱為標準化比率。標準化的方法有兩種，分別為直接標準化及間接標準化，為了避免年齡組成不同所造成的影響，我們可利用上述的兩種方法作調整，以去除年齡所可能產生的干擾。
   (1) 直接年齡標準化(direct age adjustment)：又可稱為以大人口來加權的標準化。如果已知同一個族群兩個不同時期的年齡別死亡率時，我們可利用這些年齡層死亡率與標準人口（即兩個時期的人口總數），推算出其年齡標準化死亡率。如表 11-1 所示，我們作比較可發現，後期的粗死亡率遠高於早期的粗死亡率，若我們以早期及後期的人口數總和當作標準人口來計算，經過表 11-2 及表 11-3 的直接標準化過程，我們可計算出其早期及後期年齡標準化死亡率分別為 124.3 及 101.7，因此，當我們利用標準化去除年齡的干擾後，反而發現早期的標準化死亡率遠高於後期的標準化死亡率，其可能原因為後期的人口結構較為老化。

表 11-1　比較某族群在不同時期的粗死亡率

早期			後期		
人口數	死亡人數	死亡率（每十萬人）	人口數	死亡人數	死亡率（每十萬人）
900,000	862	96	900,000	1,130	126

表 11-2　比較某族群在不同時期之年齡別死亡率

年齡	早期			後期		
	人口數(1)	死亡人數	死亡率(2)（每十萬人）	人口數(3)	死亡人數	死亡率(4)（每十萬人）
30~49 歲	500,000	60	12	300,000	30	10
50~69 歲	300,000	396	132	400,000	400	100
70 歲以上	100,000	406	406	200,000	700	350
總計	900,000	862	96	900,000	1,130	126

表 11-3　利用兩個時期的人口總數為標準人口做直接年齡標準化

年齡	標準人口 (5)=(1)+(3)	早期死亡率（每十萬人）(2)	早期預期死亡人數 (5)×(2)	後期死亡率（每十萬人）(4)	後期預期死亡人數 (5)×(4)
30~49 歲	800,000	12	96	10	80
50~69 歲	700,000	132	924	100	700
70 歲以上	300,000	406	1,218	350	1,050
總計	1,800,000				
預期死亡總人數			2,238		1,830

早期年齡標準化死亡率（每十萬人）$= \frac{2,238}{1,800,000} = 124.3$

後期年齡標準化死亡率（每十萬人）$= \frac{1,830}{1,800,000} = 101.7$

(2) 間接年齡標準化(indirect age adjustment)：又稱為標準化死亡比(standardized mortality ratios, SMR)或以小人口來加權的標準化。是指根據大族群的年齡別死亡率和小族群的年齡組成來推算小族群的期望數，然後求出小族群的標準化死亡比(SMR)。由範例5中，根據美國1950年男性534,533名礦工死於肺結核的資料，我們可透過年齡間接標準化的過程計算出其標準化死亡比為241，顯示這些男性礦工死於肺結核的比率遠高於一般族群，若能收集到一般族群男性肺結核各個年齡層的發生率，亦可運用相同的方法進行標準化發生比(standardized incidence ratios, SIR)的計算，以比較這些男性礦工發生肺結核的比率是否遠高於一般族群，這個間接標準化的方法常應用於職業流行病學的研究。

範例 5

以 1950 年美國年齡層 20~59 歲的礦工肺結核死亡率為例，如下表所示，估算小族群的 SMR。

年 齡	礦工人口數 (1)	一般族群男性 肺結核死亡率 （每十萬人） (2)	預期死亡人數 (3)=(1)×(2)	礦工實際死於 肺結核人口數 (4)
20~24 歲	74,598	12.26	9.14	10
25~29 歲	85,077	16.12	13.71	20
30~34 歲	80,845	21.54	17.41	22
35~44 歲	148,870	33.96	50.55	98
45~54 歲	102,649	56.82	58.32	174
55~59 歲	42,494	75.23	31.96	112
總 計	534,533		181.09	436

$$\text{年齡標準化死亡比(SMR)}=\frac{\text{觀察到的實際死亡人數(O)}}{\text{預期的死亡人數(E)}}\times 100=\frac{436}{181.09}\times 100=241$$

2. **分層分析**(stratification)：分層分析是根據干擾因子來分組，分別計算各組間暴露與疾病的相關強度（即暴露比或相對危險性），再利用各組人數計算及加權後的相關強度，最常見的方法為 Mantel-Haensezl method。在一項肺癌與吸菸的病例對照研究中，根據表 11-4 的資料，我們可計算出其粗暴露勝算比值(crude OR)為 1.1，即代表罹患肺癌的病人其吸菸的比率是非肺癌者的 1.1 倍。根據表 11-5 及表 11-6 以性別進行分層分析顯示男性的暴露勝算比值(OR)為 2.11，女性的暴露勝算比值為 2.38，且經同質性檢定(test for homogeneity)，確認分層後男性的暴露勝算比值(OR_{male})與女性的暴露勝算比值(OR_{female})相近($P>0.05$)，亦即 Ho: $OR_{male}=OR_{female}$，才可透過 Mantel-Haensezl method 進行調整後，其性別標準化暴露勝算比(gender-adjusted OR_{MH})為 2.11，由上述結果顯示，經調整性別的干擾（性別標準化暴露勝算比，gender-adjusted OR_{MH}）後，肺癌病人其吸菸的比率較非肺癌者高 2.11 倍（見表 11-6 註）。

表 11-4

組 別	病例組（肺癌）	對照組	總 計
吸菸組	220	400	620
非吸菸組	180	360	540
總 計	400	760	1160

粗暴露勝算比(crude OR)$=\frac{AD}{BC}=\frac{220\times360}{400\times180}=1.1$

表 11-5

組 別	男 性		
	病例組（肺癌）	對照組	總 計
吸菸組	120	370	490
非吸菸組	40	260	300
總 計	160	630	790

男性暴露勝算比(OR_m)$=\frac{120\times260}{370\times40}=2.11$

表 11-6

組別	女性		
	病例組（肺癌）	對照組	總計
吸菸組	100	30	130
非吸菸組	140	100	240
總計	240	130	370

女性暴露勝算比$(OR_f)=\dfrac{100\times100}{30\times140}=2.38$

註：性別標準化暴露勝算比(gender-adjusted OR_{MH})$=\dfrac{\dfrac{120\times260}{790}+\dfrac{100\times100}{370}}{\dfrac{370\times40}{790}+\dfrac{30\times140}{370}}=2.11$

3. **多變量統計分析**(multivariate analyses)：我們亦可利用一些數學模式，如非配對型病例對照研究(unmatched-pair case-control study)可用邏輯氏回歸(logistic regression model)估算 odds ratio (OR)、配對型病例對照研究(matched-pairs case-control study)可用條件式邏輯式迴歸模式(conditional logistic regression model)估算 matched-pairs odds ratio (mOR)、世代追蹤研究(cohort study)可用波以松回歸 (Poisson regression model) 估算 rate ratio (RR) 或 cox's proportional hazard model 估算 hazard ratio (HR)，來控制可能的干擾因子，其優點為可同時控制數個干擾因子，並可預測各個危險因子對疾病的影響。

■ 邏輯氏回歸(logistic regression model)

(1) Y_i 為二項式分佈 Binomial ($n_i = 1, \mu_i$) distribution。

$\mu_i = Pr(Y_i=1 \mid X_{is})$, n：觀察值

(2) Y_i 個體完全獨立(independent)。

(3) log odds (Y_i = 1) =

$$\log\left(\frac{\mu_i}{1-\mu_i}\right)=\beta_0+\beta_1 X_{i1}+\beta_2 X_{i2}+\cdots+\beta_p X_{ip}$$

(4) Odds (Y_i=1)= $e^{\beta_0+\beta_1 X_{i1}+\beta_2 X_{i2}+\cdots+\beta_p X_{ip}}$

(5) e^{β_j} = 可解釋為當控制其他干擾因子後之疾病勝算比(odds ratio, OR)。

■ 條件式邏輯式迴歸模式(conditional logistic regression model)

其解釋與一般邏輯式回歸並無不同，其適用時機為 1 比 1 或 1 比多之配對型研究設計，亦即有高度分層之資料(highly stratified data)。

■ 波以松回歸(Poisson regression model)

(1) 又稱為對數平均發生率直線回歸方程式(A log-linear model is used for the rates)。

$$\ln[\text{Mean}(r_j)]=\ln\left(\frac{\lambda_j}{E_j}\right)=\beta_0+\beta_1 x_1+\beta_2 x_2+\cdots+\beta_p x_p$$

λj：發病之個案數(events); Ej：追蹤之人年數(person-time)

(2) 取 Exponential，平均發生密度(mean incidence density rate)。

$$\text{Mean}(r_j)=e^{\beta_0+\beta_1 x_1+\beta_2 x_2+\cdots+\beta_p x_p}$$

(3) e^{β_j} = 可解釋為當控制其他干擾因子後之相對危險比(incidence rate ratio, IRR)。

■ **存活率分析(cox's proportional hazard model)**

(1) 又稱為對數直線風險方程式(log-linear model for the hazard function)：在時間點 t 之死亡率(death rate at time t, given a set of covariate values)。

$$\lambda(t;x)=\lambda_0(t)e^{\beta_0+\beta_1 x_1+\beta_2 x_2+\cdots+\beta_p x_p}$$

$\lambda_0(t)=$ Baseline hazard, when all x's = 0 (背景風險)

(2) e^{β_j} = 可解釋為當控制其他干擾因子後之風險比率(hazard ratio)。

(3) 其模式須符合風險"Proportional"之假設(hazards are assumed "proportional")。

結語

偏差通常是因不適當的研究設計或執行過程中所產生，進而影響到研究結果的效度，因此我們在研究時，應盡可能減少或避免該項偏差的產生。干擾為影響暴露與疾病之因果關係的第三個因子，其構成的要件除了必須是疾病的危險因子外，同時亦必須與暴露有關，且不能為暴露與疾病關係的中介變項，此外亦可透過繪製有向無環圖(directed acyclic graph, DAG)，以清楚表達第三因子對暴露與疾病因果關係之影響。而干擾因子通常可透過限制、匹配、隨機分派、標準化、分層分析或多變量統計分析等方式來加以控制。

EXERCISE

1. The following are standardized mortality ratios for lung cancer in England:

Occupation	Standardized Mortality Ratio	
	1949-1960	1968-1979
Carpenters	209	135
Bricklayers	142	118

Based on these SMRs alone, one may conclude that:

a. The number of deaths from lung cancer in carpenters in 1949-1960 was greater than the number of deaths from lung cancer in bricklayers during the same period

b. The Proportionate mortality from lung cancer in bricklayers in 1949-1960 was greater than the proportionate mortality from lung cancer in the same occupational group in 1968-1979

c. The rate of death from lung cancer in carpenters in 1968-1979 was greater than would have been expected for a group of men of similar ages in all occupations

d. The proportionate morality rate from lung cancer in carpenters in 1968-1979 was 1.35

e. Times greater than would have been expected for a group of men of similar aged in all occupations.

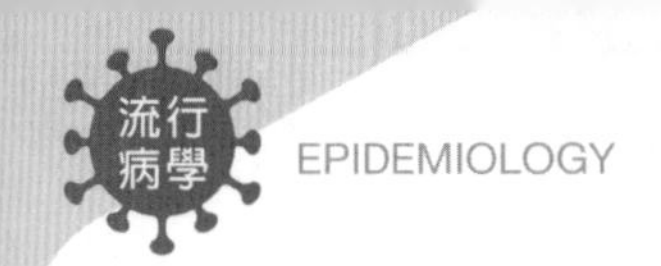

2.

Age	Community X		Community Y	
	No. of People	No. of Deaths From Disease Z	No. of People	No. of Deaths From Disease Z
Young	8,000	69	5,000	48
Old	11,000	115	3.000	60

Calculate the age-adjusted death rate for disease Z in communities X and Y by the direct method, using the total of both communities as the standard population.

(1) The age-adjusted death rate from disease Z for community X is

____

(2) The proportionate mortality from disease Z for community Y is:

a. 9.6/1,000

b. 13.5/1,000

c. 20.0/1,000

d. 10.8/1,000

e. None of the above

1. 根據以下英國肺癌標準化死亡比(SMR)，可做出以下哪一個結論：

職業別	標準化死亡比	
	1949~1960	1968~1979
木工	209	135
水泥工	142	118

a. 木工 1949~1960 年肺癌的死亡數目大於同時期水泥工的肺癌死亡數目
b. 水泥工 1949~1960 年的肺癌死亡比大於 1968~1979 年的肺癌死亡比
c. 木工在 1968~1979 年肺癌的死亡比比同年齡其他職業的男性高
d. 木工 1968~1979 年的肺癌死亡比為 1.35
e. 比在所有行業相同年齡之男性工人中的預期存活時間為長

2.

年 齡	社區 X		社區 Y	
	人口數	因疾病 Z 死亡人數	人口數	因疾病 Z 死亡人數
年輕者	8,000	69	5,000	48
年長者	11,000	115	3.000	60

以直接標準化計算 Z 疾病在 X 和 Y 社區之年齡標準化死亡率，若以兩社區之總人口做為標準人口：

(1)X 社區 Z 疾病之年齡標準化死亡率為：__________

(2)Y 社區 Z 疾病之死亡比例為：

a. 9.6/1,000
b. 13.5/1,000
c. 20.0/1,000
d. 10.8/1,000
e. 以上皆非

3. Which of following is (are) an approach (es) to handling confounding:
   a. Individual matching
   b. Stratification
   c. Group matching
   d. Adjustment
   e. All of the above

4. A clinical trial was done to test the effect of a new drug in reducing mortality from disease X. 1000 people with disease X were enrolled; 500 were randomized to Group A and 500 were randomized to Group B. Groups A received the drug and Group B received a placebo. Groups A and B were following for 3 years. The following table shows the overall mortality in the two groups by age.

Age (in years)	**Group A**		**Group B**	
	Number of subjects	Number of deaths	Number of subjects	Number of deaths
Younger than 45	250	10	100	10
45-59	150	10	150	15
60 and older	100	10	250	20
Total	500	30	500	45

(1) Using the combined population of both groups as the standard population, what is the overall age-adjusted mortality rate in Group A?
   a. 30 per 1000
   b. 40 per 1000
   c. 69 per 1000
   d. 93 per 1000
   e. 741 per 1000

(2) Combining all ages, the following table shows how the deaths occurred in Group A by year of following-up. No one was lost to follow-up.

a. 0.9875
b. 0.06
c. 0.0125
d. 0.052
e. 0.96

(3) The purpose of random assignment in this clinical trial was to:

a. Help ensure that study subjects were representative of the general population.
b. Facilitate double blinding (masking).
c. Facilitate measuring mortality.
d. Increase the power of the trial.
e. Avoid bias in allocation of treatment.

3. 以下哪一項方法可控制干擾？

a. 個別配對
b. 分層分析
c. 集體配對
d. 標準化
e. 以上皆是

4. 以臨床試驗測試某一種新藥減低 1,000 位患有 X 疾病的死亡率之成效；500 位隨機分派至 A 組，500 位隨機分派至 B 組，A 組服用新藥，B 組服用安慰劑，分別追蹤 A 組和 B 組三年，下表為二組各年齡別死亡率：

年齡（歲）	**A** 組		**B** 組	
	人口數	死亡人數	人口數	死亡人數
小於 45 歲	250	10	100	10
45~59 歲	150	10	150	15
60 歲以上	100	10	250	20
合　計	500	30	500	45

(1)若以兩組之總人數作為標準人口，A 組之年齡標準比死亡率為：

a. 每 1,000 人有 30 人

b. 每 1,000 人有 40 人

c. 每 1,000 人有 69 人

d. 每 1,000 人有 93 人

e. 每 1,000 人有 741 人

(2)合併所有年齡層後，假設沒有人失去追蹤，組別 A 之死亡率為何？

a. 0.9875

b. 0.06

c. 0.0125

d. 0.052

e. 0.96

(3)在臨床試驗中隨機分派之目的為：

a. 確定研究對象可代表一般族群

b. 有助於雙盲試驗

c. 有助於測量死亡率

d. 增加試驗檢力

e. 避免治療分派偏差

5. In 1980, there were 10,000 deaths due to emphysema in male cotton workers aged 20-64 in South Carolina. The expected number of deaths in this occupational group, based on age-specific death rates from emphysema in all males aged 20-64 in the United States during 1980, was 6,000. What was the standardized mortality ratio (SMR) for emphysema in the male cotton workers?

   a. 20%

   b. 60%

   c. 125%

   d. 180%

   e. none of the above

6.

Age	Population A		Population B		Total
	No. of People	No. of Deaths	No. of People	No. of Deaths	
Young	30,000	150	70,000	400	100,000
Old	70,000	2,100	30,000	1,000	100,000
Total	100,000	2,250	100,000	1,400	200,000
Crude Death Rate		22.5‰		14.0‰	

Calculate the age-adjusted death rate in the two populations by the direct method, using the total of both populations as the standard population.

(1) Age adjusted death rate for Population A is: ____________

(2) Age adjusted death rate for Population B is: ____________

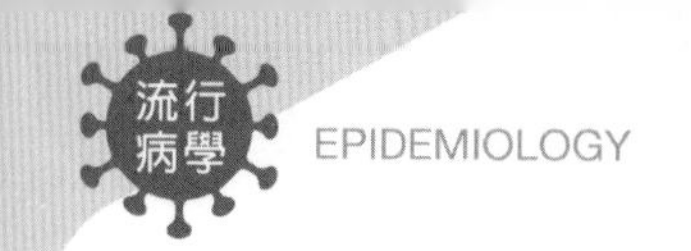

5. 某調查顯示，1980 年南卡羅萊納 10,000 名 20~64 歲男性棉花工人死於肺氣腫。根據美國 1980 年間的統計，20~64 歲男性棉花工人死於肺氣腫的預期死亡人數為 600 名，試求男性棉花工人的標準化死亡比(SMR)為何？

   a. 20%

   b. 60%

   c. 125%

   d. 180%

   e. 以上皆非

6.

年 齡	族群 **A**		族群 **B**		合 計
	人口數	死亡數	人口數	死亡數	
年輕者	30,000	150	70,000	400	100,000
年長者	70,000	2,100	30,000	1,000	100,000
合計	100,000	2,250	100,000	1,400	200,000
粗死亡率		22.5‰		14.0‰	

試合併兩族群人口為標準人口，以直接標準化的方法分別求出兩族群之年齡標準化死亡率。

(1)族群 A 之年齡標準化死亡率：__________

(2)族群 B 之年齡標準化死亡率：__________

7. Age-adjusted death rates are used to:
   a. Correct death rates for errors in the statement of age
   b. Determine the actual number of deaths that have occurred in specified age groups in a population
   c. Correct death rates for missing age information
   d. Compare deaths in persons of the same age groups
   e. Eliminate the effects of differences in the age distributions of populations in comparing death rates

7. 年齡標準化死亡率可用於：
   a. 校正死亡率因年齡所造成的估計誤差
   b. 找出族群中各年齡層的確實死亡人數
   c. 校正年齡不詳死亡率
   d. 比較相同年齡層的死亡人數
   e. 減低比較兩族群死亡率時因年齡層分佈不同所造成的影響

-MEMO-

CHAPTER 12 交互作用

12-1 根據效應的同質性或異質性評估交互作用

12-2 比較危險因子觀察與預期合成效應之異同評估交互作用

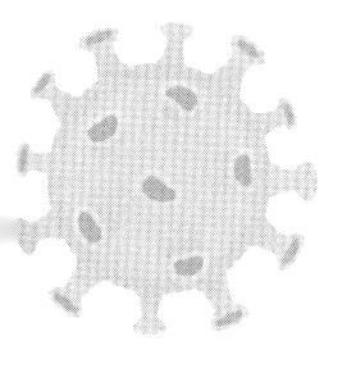

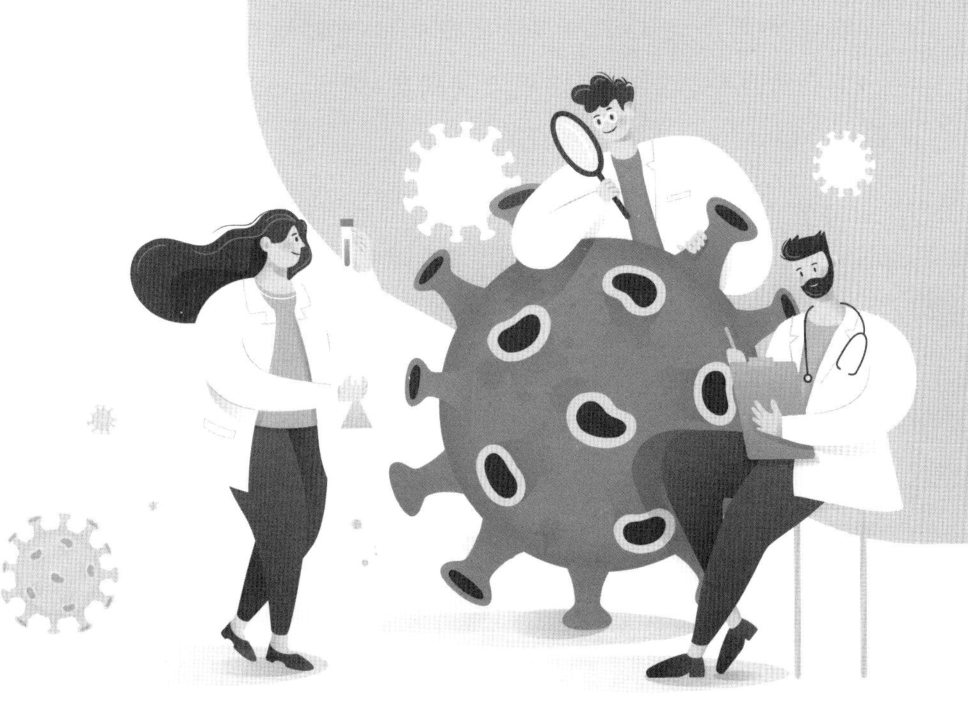

學習目標 OBJECTIVES

1. 認識何謂交互作用。
2. 根據效應的同質性或異質性來評估是否有交互作用。
3. 比較危險因子觀察與預期合成效應的異同來評估是否有交互作用。

前言 FOREWORD

在流行病學研究中，干擾與交互作用有明顯的不同，若族群中各小族群的相關強度不同，則表示有交互作用的現象，本章將介紹兩種交互作用評估的方法：(1)根據效應的同質性或異質性；(2)比較危險因子觀察與預期合成效應的異同，評估交互作用是否存在，並透過實例及圖表來說明何謂相加性或相乘性交互作用。

一、交互作用的定義

交互作用(interaction)在流行病學的定義為兩個或兩個以上的因子，彼此會互相影響，這種現象又稱為 effect modification，其現象與干擾(confounding)不同（圖 12-1）。

二、交互作用的評估

交互作用可透過以下兩種方式來評估：

1. 根據效應的同質性或異質性(homogeneity or heterogeneity of effects)來評估。
2. 比較危險因子觀察與預期合成效應之異同(comparison between observed and expected joint effects of risk factor)來評估。

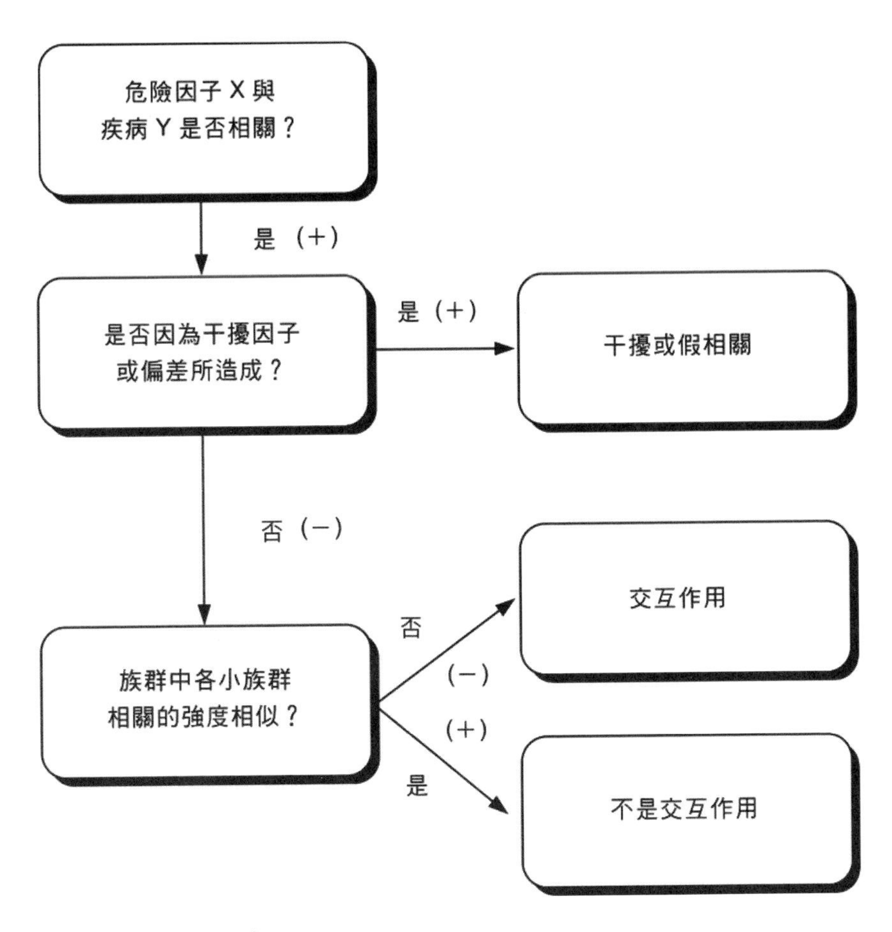

圖 12-1　干擾與交互作用之區分

12-1 根據效應的同質性或異質性評估交互作用

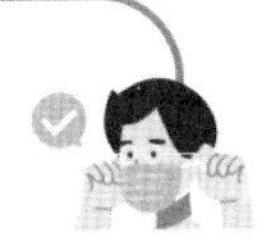

一、相加性交互作用(Additive Interaction)

以絕對相差危險性或可歸因的危險性進行評估(the absolute difference or attributable risk model)。

1. **相加性交互作用與無相加性交互作用的定義**：若兩個因子共同存在時的相對危險性大於兩個因子個別存在時，相對危險的和則稱之有相加性交互作用；若兩個因子共同存在時的相對危險性，等於兩個因子個別存在時，相對危險的和則稱之無相加性交互作用。例如吸菸而無石綿暴露引起肺癌的相對危險性為 2.00；只有石綿暴露而不吸菸引起肺癌的相對危險性為 3.00；至於受到石綿暴露又吸菸引起肺癌的相對危險性為 8.00。由於 8.00>2.00+3.00，因此我們認為石綿暴露和吸菸引起肺癌的效應是具有相加性交互作用，在生物醫學上亦稱為協同作用(synergism)。其評估的方法可比較危險因子觀察與預期合成效應的異同（如以上實例），或根據效應的同質性或異質性來加以判別（如表 12-1、12-2）。

表 12-1　沒有相加性的交互作用(no additive interaction)

因子 Z	因子 A	發生率(‰)	可歸因的危險性(‰)*
−	−	10.0	0
	+	40.0	30.0
+	−	30.0	0
	+	60.0	30.0

*因子 A 在不同因子 Z 分層之可歸因的危險性

表 12-2　有相加性的交互作用(additive interaction present)

因子 Z	因子 A	發生率(‰)	可歸因的危險性(‰)*
−	−	10.0	0
	+	40.0	30.0
+	−	30.0	0
	+	90.0	60.0

*因子 A 在不同因子 Z 分層之可歸因的危險性

二、相乘性交互作用(Multiplicative Interaction)

以相差或相對危險性進行評估(the relative difference or ratio model)。

1. **相乘性交互作用與無相乘性交互作用的定義**：若兩個因子共同存在時的相對危險性大於兩個因子個別存在時，相對危險的積則稱之有相乘性交互作用；若兩個因子共同存在時的相對危險性，等於兩個因子個別存在時，相對危險的積則稱之無相乘性交互作用。例如吸菸而無石綿暴露引起肺癌的相對危險性為 2.00；只有石綿暴露而不吸菸引起肺癌的相對危險性為 3.00；至於受到石綿暴露又吸菸引起肺癌的相對危險性為 8.00。由於 8.00>2.00×3.00，因此我們認為石綿暴露和吸菸引起肺癌的效應是具有相乘性交互作用的。其評估的方法可比較危險因子觀察與預期合成效應的異同（如以上實例），或根據效應的同質性或異質性來加以判別（如表 12-3、12-4）。

表 12-3　沒有相乘性的交互作用(no multiplicative interaction)

因子 Z	因子 A	發生率(‰)	相對危險性(‰)*
−	−	10.0	1.0
	+	20.0	2.0
+	−	15.0	1.0
	+	30.0	2.0

*因子 A 在不同因子 Z 分層之相對危險性

表 12-4　有相乘性的交互作用(multiplicative interaction present)

因子 Z	因子 A	發生率(‰)	相對危險性(‰)*
−	−	10.0	1.0
	+	20.0	2.0
+	−	15.0	1.0
	+	90.0	6.0

*因子 A 在不同因子 Z 分層之相對危險性

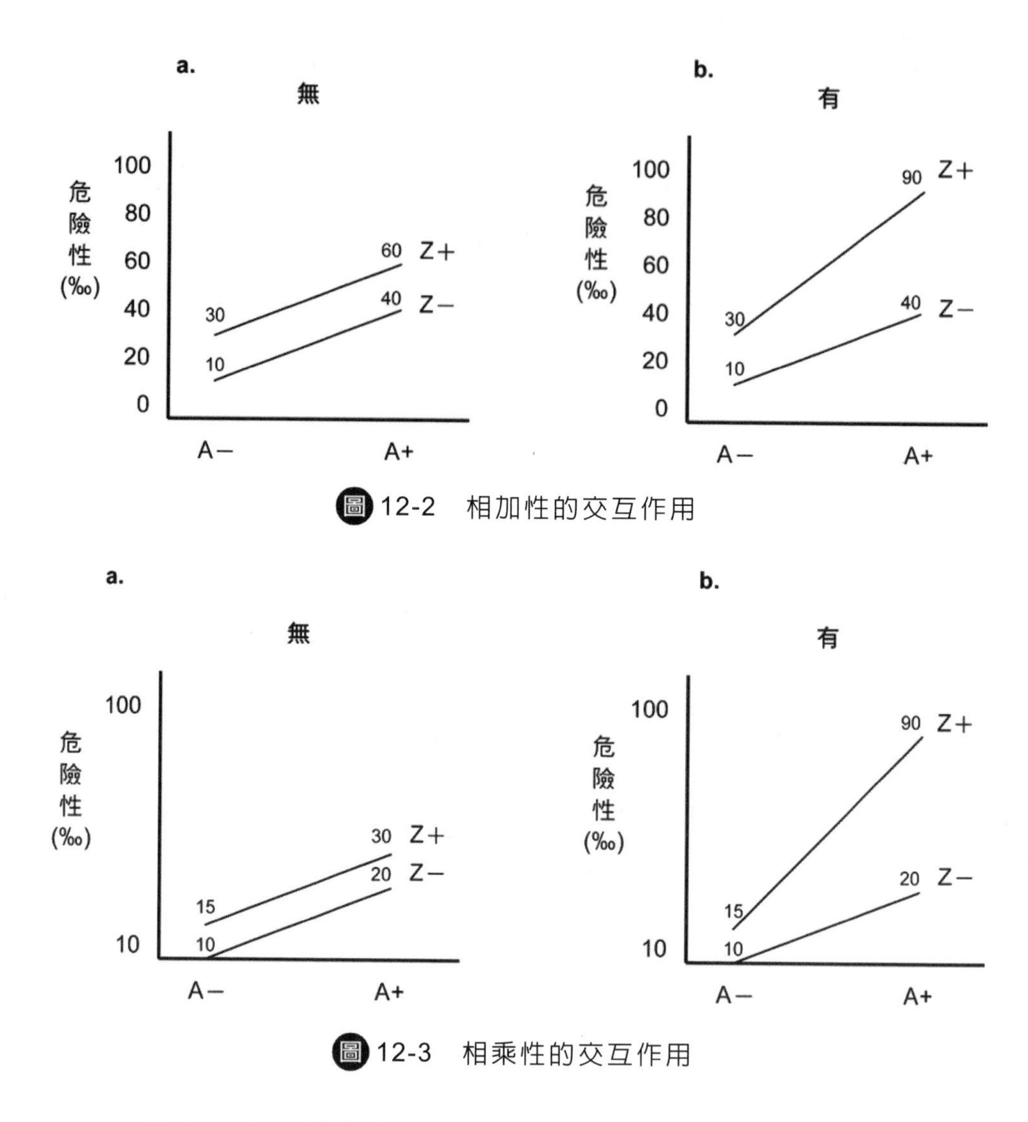

圖 12-2　相加性的交互作用

圖 12-3　相乘性的交互作用

圖 12-2、12-3 根據表 12-1 及 12-2 之發生率的資料，不管因子 Z 是否存在，其 A+及 A-絕對相差危險性相同(60‰-30‰=40‰-10‰=30‰)，或若 Y 軸以算術尺度(arithmetic scale)繪圖，二條線呈現平行狀態，則表示沒有相加性交互作用，如圖 12-2a。若因子 Z 存在，其 A+及 A-絕對相差危險性(90‰-30‰=60‰)高於因子 Z 不存在(40‰-10‰=30‰)，若 Y 軸以算術尺度(arithmetic scale)繪圖，二條線

呈現不平行狀態，則表示有**相加性交互作用**(additive interaction)，如圖 12-2b 所示，在生物醫學上稱為協同作用(synergism)；若出現交叉的兩條線，在生物醫學上則稱為拮抗作用(antagonism)。

根據表 12-3 及 12-4 之發生率的資料，不管因子 Z 是否存在，其 A+及 A-相對危險性相同(30/15=20/10=2)，或若 Y 軸以對數尺度(logarithmic scale)繪圖，二條線呈現平行狀態，則表示沒有相乘性交互作用，如圖 12-3a 所示。若因子 Z 存在，其 A+及 A-相對危險性(90/15=6)高於因子 Z 不存在之相對危險性(20/10=2)，若 Y 軸以對數尺度(logarithmic scale)繪圖，二條線呈現不平行狀態，則表示有**相乘性交互作用**(multiplicative interaction)，如圖 12-3b 所示。

12-2 比較危險因子觀察與預期合成效應之異同評估交互作用

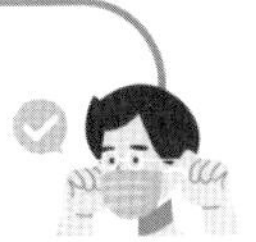

一、評估原則

1. 若無交互作用，危險因子 A 及 Z 之觀察合成效應相等於因子(A)與(Z)獨立效應之和。

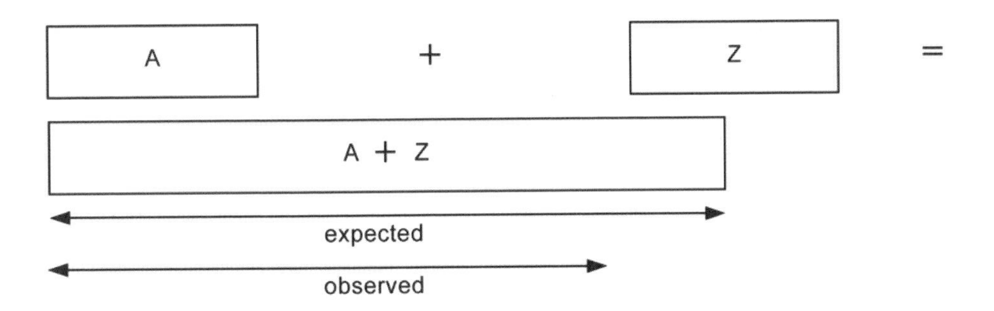

2. 若呈現正向的交互作用（生物醫學上亦稱為協同作用，synergism），危險因子 A 與 Z 其觀察之合成效應遠大於因子 A 與 Z 獨立效應之和。

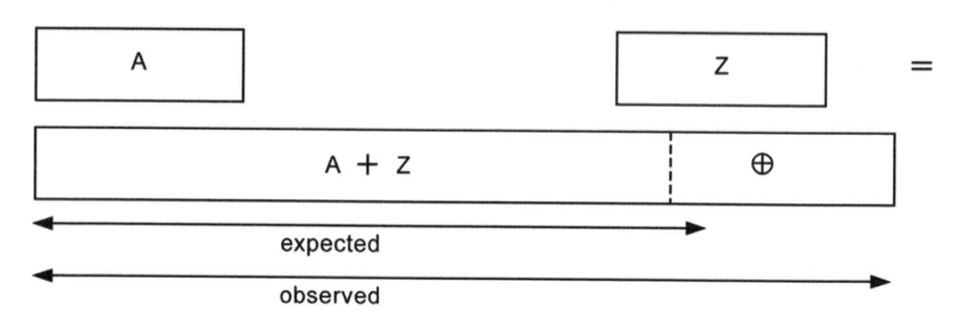

⊕多出來的效應，表示是由正向交互作用所產生。

3. 若呈現負向的交互作用（生物醫學上亦稱為拮抗作用，antagonism），危險因子 A 與 Z 其觀察之合成效應遠小於因子 A 與 Z 獨立效應之和。

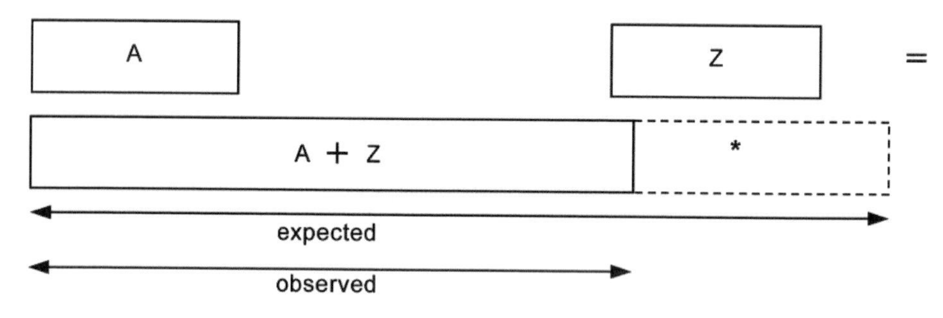

*短少的效應，表示是由負向交互作用所產生。

二、世代研究交互作用的評估

1. **相加性交互作用**：以絕對相差危險性或可歸因的危險性進行評估 (the absolute difference of attributable risk model)，其公式如下：

危險因子 A 與因子 Z 同時存在之預期可歸因危險性(expd AR_{A+Z+})＝
危險因子 A 存在但因子 Z 不存在之觀察的可歸因危險性(obs AR_{A+Z-})＋
危險因子 A 不存在但因子 Z 存在之觀察的可歸因危險性(obs AR_{A-Z+})

表 12-5　相加性交互作用的評估

因子 Z	因子 A	觀察的可歸因危險性
－	－	對照組 (10.0－10.0＝0.0)
－	＋	因子 A 之獨立效應 (30.0－10.0＝20.0)
＋	－	因子 Z 之獨立效應 (20.0－10.0＝10.0)
＋	＋	因子 A 與因子 Z 之合成效應 (40.0－10.0＝30.0)

(1) 沒有相加性交互作用(no additive interaction)：

觀察的發生率(‰)	因子 A	
因子 Z	－	＋
－	10.0	30.0
＋	20.0	40.0

觀察的可歸因危險性(‰)	因子 A	
因子 Z	－	＋
－	0.0	20.0
＋	10.0	30.0

A. 預期的合成效應(joint expected AR)
=(obs AR_{A+Z-})+(obs AR_{A-Z+})=20.0+10.0=30.0。

B. 觀察的合成效應(joint observed AR)=30.0。

C. 結論：若預期的合成效應(joint expected AR)＝觀察的合成效應(joint observed AR)，則表示沒有相加性的交互作用。

(2) 有相加性的交互作用(additive interaction present)：

觀察的發生率(‰)	因子 A	
因子 Z	−	＋
−	10.0	30.0
＋	20.0	60.0

觀察的可歸因危險性(‰)	因子 A	
因子 Z	−	＋
−	0.0	20.0
＋	10.0	50.0

A. 預期的合成效應(joint expected AR)

$=(\text{obs AR}_{A+Z-})+(\text{obs AR}_{A-Z+})=20.0+10.0=30.0$。

B. 觀察的合成效應(joint observed AR)=50.0。

C. 結論：若預期的合成效應(joint expected AR)≦觀察的合成效應(Joint observed AR)，則表示有相加性的交互作用，亦即協同作用。

2. **相乘性交互作用**：以相差或相對危險性進行評估(the relative difference or ratio model)，其公式如下：

危險因子 A 與因子 Z 同時存在之預期相對危險性(expd RR_{A+Z+})＝
危險因子 A 存在但因子 Z 不存在之觀察的相對危險性(obs RR_{A+Z-})×
危險因子 A 不存在但因子 Z 存在之觀察的相對危險性(obs RR_{A-Z+})

表 12-6　相乘性交互作用的評估

因子 Z	因子 A	觀察的相對危險性
−	−	對照組 (10.0/10.0＝1.0)
−	＋	因子 A 之獨立效應 (30.0/10.0＝3.0)
＋	−	因子 Z 之獨立效應 (20.0/10.0＝2.0)
＋	＋	因子 A 與因子 Z 之合成效應 (60.0/10.0＝6.0)

(1) 沒有相乘性交互作用(no multiplicative interaction)

觀察的發生率(‰)	因子 A	
因子 Z	−	＋
−	10.0	30.0
＋	20.0	60.0

觀察的相對危險性	因子 A	
因子 Z	−	＋
−	1.0	3.0
＋	2.0	6.0

A. 預期的合成效應(joint expected RR)=3.0×2.0=6.0。

B. 觀察的合成效應(joint observed RR)=6.0。

C. 結論：若預期的合成效應(joint expected RR)＝觀察的合成效應(joint observed RR)，則表示沒有相乘性的交互作用。

(2) 有相乘性的交互作用(multiplicative interaction present)：

觀察的發生率(‰)	因子 A	
因子 Z	−	+
−	10.0	30.0
+	20.0	90.0

觀察的可歸因危險性(‰)	因子 A	
因子 Z	−	+
−	1.0	3.0
+	2.0	9.0

A. 預期的合成效應(joint expected RR)=3.0×2.0=6.0。

B. 觀察的合成效應(joint observed RR)=9.0。

C. 結論：若預期的合成效應(joint expected RR)≦觀察的合成效應(joint observed RR)，則表示有相乘性的交互作用。

範例 1

某地區某段時期，根據父親教育程度及母親是否吸菸，其胎兒死亡率分佈情形，如下表所示：

• **根據效應的同質性或異質性評估交互作用**

父親教育程度	母親是否吸菸	新生兒人數	胎兒死亡率／1,000 人	相對危險性(RR*)	可歸因的危險性（AR⊕／1,000 人）
0~8 年	否	1,967	16.4	1.0	0
	是	767	46.1	2.8	29.7
9 年以上	否	5,967	14.9	1.0	0
	是	3,833	17.1	1.1	2.2

*relative risk; ⊕attributable risk.

結論：根據上表相對危險性及可歸因的危險性之分析，兩者均呈現明顯之異質性，表示有相加及相乘性交互作用存在，亦即父親教育程度較低且母親吸菸有明顯之交互作用存在。

• 以比較危險因子觀察與預期合成效應之異同評估交互作用

	死亡率／1,000 人		可歸因的危險性（AR⊕／1,000 人）		相對危險性(RR*)	
	母親是否吸菸		母親是否吸菸		母親是否吸菸	
父親教育程度	否	是	否	是	否	是
9 年以上	14.9	17.1	0	2.2	1.0	1.1
0~8 年	16.4	46.1	1.5	31.2	1.1	3.1

*relative risk; ⊕attributable risk.

(1) 預期的合成效應(expected joint effects)：

additive→AR=1.5+2.2=3.7/1000 人

multiplicative→RR=1.1×1.1=1.2

(2) 觀察的合成效應(observed joint effects)：

additive→AR=31.2/1000 人

multiplicative→RR=3.1

(3) 結論：根據上表比較可歸因的危險性及相對危險性之觀察與預期合成效應，兩者均呈現明顯之差異，表示有相加及相乘性交互作用存在，亦即父親教育程度較低且母親吸菸有明顯之交互作用存在。

範例 2

某地區某段時期，根據父親教育程度及母親是否吸菸，其新生兒死亡率分佈情形，如下表所示：

- **根據效應的同質性或異質性來評估交互作用**

父親 教育程度	母親 是否吸菸	新生兒 人數	新生兒死亡率 ／1,000 人	相對危險性 (RR*)	可歸因的危險性 （AR⊕／1,000 人）
0~8 年	否	1,967	12.3	1.0	0
	是	767	19.8	1.6	7.5
9 年以上	否	5,967	6.1	1.0	0
	是	3,833	11.1	1.8	5.0

*relative risk; ⊕attributable risk.

結論：根據上表相對危險性及可歸因的危險性之分析，兩者之異質性並不明顯（同質性高），表示並無相加性或相乘性交互作用存在，亦即父親教育程度較低且母親吸菸無明顯之交互作用存在，其中有一點異質性存在可能與隨機變異(random variability)有關。

- **以比較危險因子觀察與預期合成效應之異同評估交互作用**

	死亡率／1,000 人		可歸因的危險性 （AR⊕／1,000 人）		相對危險性(RR*)	
	母親是否吸菸		母親是否吸菸		母親是否吸菸	
父親教育程度	否	是	否	是	否	是
9 年以上	6.1	11.1	0	5.0	1.0	1.8
0~8 年	12.3	19.8	6.2	13.7	2.0	3.2

*relative risk; ⊕attributable risk.

(1) 預期的合成效應(expected joint effects)：

additive→AR=6.2+5.0=11.2/1000 人

multiplicative→RR=2.0×1.8=3.6

(2) 觀察的合成效應(observed joint effects)：

additive→AR=13.7/1000 人

multiplicative→RR=3.2

(3) 結論：根據上表比較可歸因的危險性及相對危險性之觀察與預期合成效應，兩者並無明顯之差異，表示並無明顯之相加或相乘性交互作用存在，亦即父親教育程度較低且母親吸菸並無明顯之交互作用存在，其中有一點差異存在可能與隨機變異(random variability)有關。

三、病例對照研究交互作用的評估

1. **根據效應的同質性或異質性評估相乘性交互作用**：病例對照研究中，並不能根據效應的同質性或異質性評估其相加性交互作用，只可用以評估是否有相乘性交互作用存在。

表 12-7 病例對照研究中根據效應的同質性或異質性評估相乘性交互作用

	是否暴露於因子 A	病例組	對照組	暴露勝算比(OR*)	意 義
因子 Z(−)	否			1.0	對照組
	是				因子 A 之獨立效應
因子 Z(+)	否			1.0	對照組
	是				因子 A 與因子 Z 之合成效應

*odds ratio.

結論：根據表 12-7 之暴露勝算比分析，若因子 A 之獨立效應與因子 A 與因子 Z 之合成效應相同（同質性高），則表示沒有相乘性交互作用；若因子 A 之獨立效應與因子 A 與因子 Z 之合成效應不同（異質性高），則表示有相乘性交互作用。

範例 3

某研究以病例對照研究法探討女性罹患心肌梗塞與口服避孕藥及吸菸之相關性，其結果如表 12-8 所示。

表 12-8

吸　菸#	是否服用口服避孕藥	暴露勝算比(OR*)	意　義
否	否	1.0	對照組
	是	4.5	服用口服避孕藥之獨立效應
是	否	1.0	對照組
	是	10.6	服用口服避孕藥且吸菸之合成效應

#每天 25 支以上；*odds ratio

結論：根據表 12-8 暴露勝算比之分析，服用口服避孕藥之獨立效應與服用口服避孕藥且吸菸之合成效應不同（異質性高），表示有相乘性交互作用。

2. **以比較危險因子觀察與預期合成效應之異同評估交互作用**：病例對照研究中，可以比較危險因子觀察與預期合成效應評估其相加性及相乘性交互作用(the odds ratio model)，見表 12-9 及圖 12-4。

表 12-9

測量的效應	是否暴露於因子 Z	是否暴露於因子 A	病例組	對照組	暴露勝算比(OR*)
對照組	No	No			$OR_{A-Z-}=1.0$
因子 A 觀察的獨立效應	No	Yes			OR_{A+Z-}
因子 Z 觀察的獨立效應	Yes	No			OR_{A-Z+}
因子 A 與因子 Z 觀察的合成效應	Yes	Yes			OR_{A+Z+}

*odds ratio

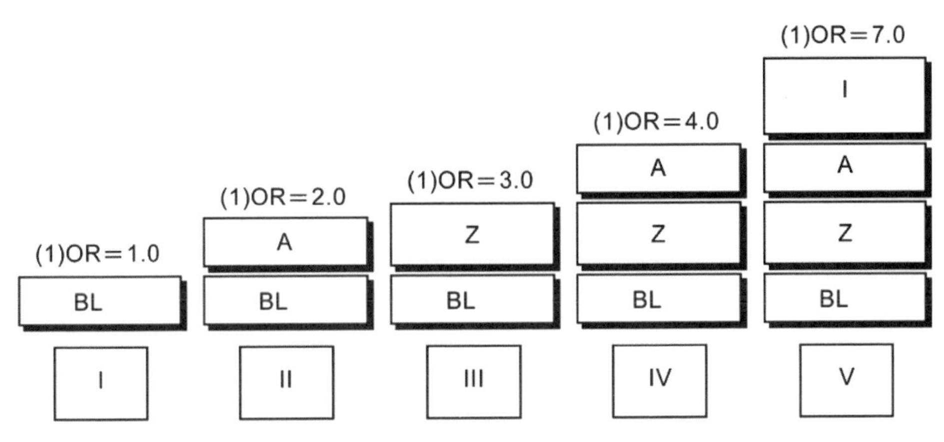

I ：背景值(baseline)

II ：背景值(baseline)＋由因子 A 所引起的效應(excess due to A)

III ：背景值(baseline)＋由因子 Z 所引起的效應(excess due to Z)

IV ：預期的合成效應(expected joint OR)＝因子 A 所引起的效應＋因子 Z 所引起的效應

V ：觀察的合成效應(observed joint OR)≠預期的合成效應(expected joint OR)則表示有相加或相乘性交互作用存在

圖 12-4 背景值、因子 A 及 Z 之單獨效應與合成效應示意圖

(1) 相加性交互作用的公式：危險因子 A 與因子 Z 同時存在之預期暴露勝算比(expd OR_{A+Z+})＝危險因子 A 存在但因子 Z 不存在之觀察的暴露勝算比(obs OR_{A+Z-})＋危險因子 A 不存在但因子 Z 存在之觀察的暴露勝算比(obs OR_{A-Z+})-1。

(2) 相乘性交互作用的公式：危險因子 A 與因子 Z 同時存在之預期暴露勝算比(expd OR_{A+Z+})＝危險因子 A 存在但因子 Z 不存在之觀察的暴露勝算比(obs OR_{A+Z-})×危險因子 A 不存在但因子 Z 存在之觀察的暴露勝算比(obs OR_{A-Z+})。

範例 4

某研究以病例對照研究法探討女性罹患心肌梗塞與口服避孕藥及吸菸之相關性，其結果如下表所示：

吸菸(Z)#	是否服用口服避孕藥(A)	暴露勝算比(OR*)
否	否	1.0
否	是	4.5
是	否	7.0
是	是	39.0

#每天 25 支以上；*odds ratio

1. 觀察的合成效應(observed OR_{A+Z+})：39.0。
2. 預期的合成效應(expected OR_{A+Z+})：

   Additive model: (obs OR_{A+Z-})+(obs OR_{A-Z+})-1=4.5+7.0-1.0=10.5

   Multiplicative model: (obs OR_{A+Z-})×(obs OR_{A-Z+})=4.5×7.0=31.5
3. 結論：根據上表暴露勝算比(odds ratio)之分析，呈現明顯相加性交互作用（觀察的合成效應遠大於預期的合成效應），但相乘性交互作用則較不明顯（觀察的合成效應與預期的合成效應相差不大）。

結語

若父親教育程度較低者且母親吸菸肺癌死亡率較不吸菸者為高（正相關），相反的，父親教育程度較高者，母親吸菸肺癌死亡率較不吸菸者為低（負相關），若我們誤將父親教育程度視為干擾來加以調控後，會得到結論為母親是否吸菸與肺癌死亡率無關的假象，因此若母親是否吸菸、肺癌的死亡率與父親教育程度有明顯的交互作用存在，在流行病學中，我們通常會建議以分層分析的方式，將父親教育程度較低者與較高者來分別呈現母親吸菸與否與肺癌死亡率的相關性。

EXERCISE

1. It has been suggested that physicians may examine women who use oral contraceptives more often or more thoroughly than women who so not. If so, and if an association is observed between phlebitis and oral contraceptive use, the association may be due to:
   a. Selection bias
   b. Interviewer bias
   c. Surveillance bias
   d. Non-response bias
   e. Recall bias

2.

	Factor A	
Factor B	−	+
−	3	7
+	8	

(1) Fill in the blank cell above using the additive model of interaction:

____

(2) Fill in the black cell above using the multiplicative model of interaction:

____

(3) Convert the numbers in the above table to attributable risks for the additive model and relative risks for the multiplicative model:

Additive model	**Factor A**
Factor B	−
−	0.0
+	

Multiplicative model	**Factor A**	
Factor B	−	+
−	0.0	
+		

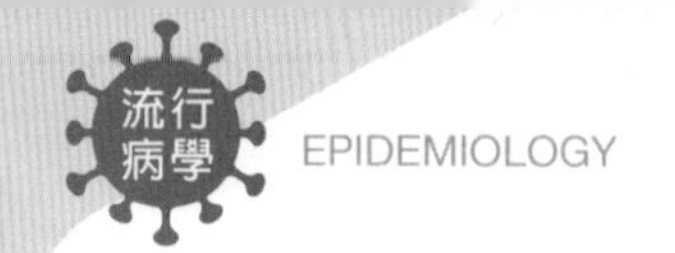

1. 假如醫師對服用口服避孕藥女性的檢查，較未服用口服避孕藥的女性徹底，發現口服避孕藥可能會導致靜脈炎，可能是因為：
   a. 選樣偏差
   b. 訪視偏差
   c. 監控偏差
   d. 不回應偏差
   e. 回憶偏差

2.

	因子 **A**	
因子 **B**	−	+
−	3	7
+	8	

(1)試以相加性交互作用完成上表之空格：__________

(2)試以相乘性交互作用完成上表之空格：__________

(3)轉換上表之資料：分別將下表的相加性交互作用(additive model)的部分轉換成可歸因的危險性、相乘性交互作用(multiplicative model)的部分轉換成相對危險性。

相加性交互作用	因子 **A**	
因子 **B**	−	+
−	0.0	
+		

相乘性交互作用	因子 **A**	
因子 **B**	−	+
−	0.0	
+		

3. A study reported on 50 cases admitted for thyroid cancer and 100 "controls" admitted during the same period for treatment of hernias. Only the cases were interviewed, and 20 of the cases were found to have been exposed to x-ray therapy in the past, based on the interviews and medical records. The control were not interviewed, but a review of their hospital records when they were admitted for hernia surgery revealed that only 2 controls had been exposed to x-ray therapy in the past.
   Based on the description given above, what source of bias is least likely to be present in this study?
   a. Recall bias
   b. Bias due to controls being nonrepresentative of the non-diseased population
   c. Bias due to use of different methods of ascertainment of exposure in the cases and controls
   d. Bias due to loss of subject from the control group over time
   e. Selection bias for exposure to x-ray therapy in the past

3. 某研究針對 50 名甲狀腺癌及 100 名同時期接受疝氣治療的對照進行研究指出，經訪視發現甲狀腺癌的病人中有 20 名曾接受 X 光治療，對照組則並未作訪視，但從醫院的病歷中發現其中僅 2 名曾接受 X 光治療，根據上述在本研究中可能會發生何種偏差？
   a. 回憶偏差
   b. 偏差可能因對照組未能代表未生病的族群
   c. 偏差可能因病例組與對照組所用的診斷方法不同所致
   d. 偏差可能因對照組在研究期間流失較多所致
   e. 詢問過去是否接受 X 光治療可能會有選樣偏差

-MEMO-

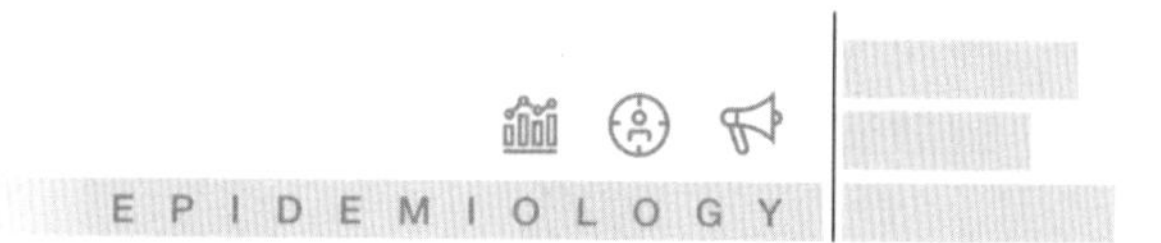

EPIDEMIOLOGY

CHAPTER 13 研究樣本的選定

13-1 抽樣(Sampling)的基本概念

13-2 抽樣的專有名詞解釋

13-3 抽樣的原則

13-4 影響樣本推論母群體的因素

13-5 抽樣的類型

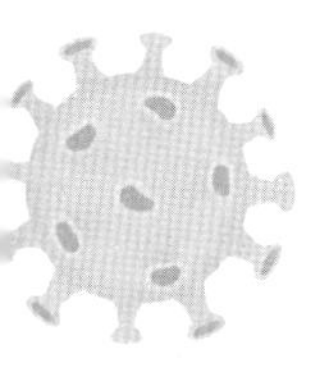

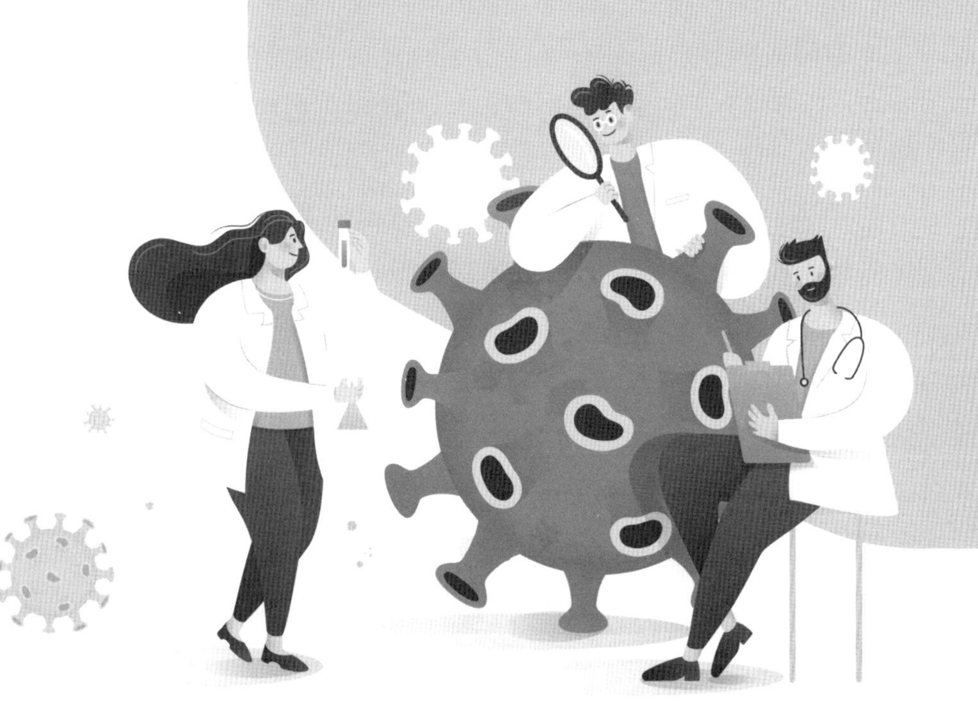

學習目標 OBJECTIVES

1. 認識抽樣的基本概念及原則。
2. 說明隨機抽樣及非隨機抽樣的原則、類型及步驟。

前言 FOREWORD

本章的重點在於認識抽樣，也就是如何從母群體中適切的選出具有代表性的樣本。為什麼我們不直接對母群體進行研究呢？因為母群體有時是假設的而且幾乎趨近於無限。假設我們欲了解全臺灣男性高血壓及心臟血管疾病的分佈情形，因人力財力及經費的限制，我們常會透過適切的抽樣方法來選出具有代表性的樣本，接著進行深入探討，其所得到的結果往往較調查整個母群體來的詳實且經濟。

13-1 抽樣(Sampling)的基本概念

假設我們想估計班上學生的平均身高，我們可以採取以下兩種方法：(1)方法 1：調查班上每位學生的身高，然後將其加總後除以班上學生總數，求出班上學生的平均身高；(2)方法 2：從班上選取一部分的學生（抽樣），測量他們的身高，然後將身高加總除以所選取的學生人數，如此亦可估計班上的平均身高。

這種從較大團體（母群體）中選擇部分個體（樣本）的過程，我們稱之為抽樣（圖 13-1）。同時並希望抽樣所選出的樣本能作為估計、預測或代表母群體的事實、情況、或結果。通常樣本乃是所想要研究母群體的一個次團體。

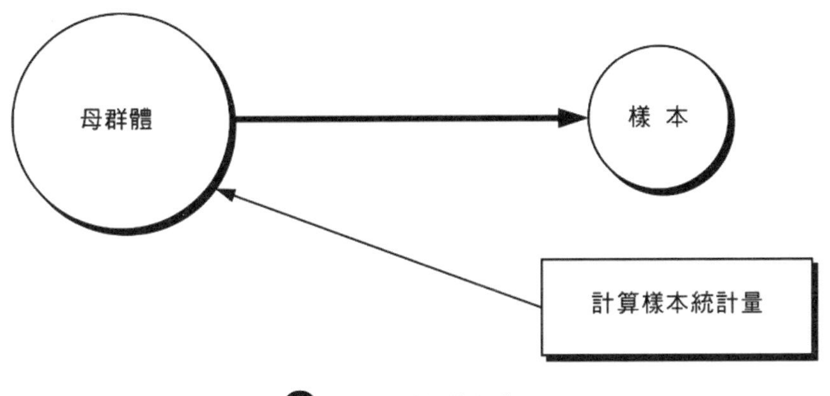

圖 13-1　抽樣的概念

從母群體中選取樣本的過程有其優點，也有其缺點。抽樣的優點乃在於節省時間、財力、及人力資源，而其缺點則是無法發現所想要研究母群體實際的特徵，只能估計或預測這些特徵，因此，在估計過程中便會有錯誤的機會存在，又稱之為抽樣誤差(sampling error)。

抽樣一方面能節省時間及資源的浪費，另一方面則可能必須要對結果的正確性有所妥協。透過抽樣，我們可以從所選出的樣本對母群體作估計。如果能確定資訊是來自母群體，所使用的調查方法亦正確，則所得的結論便應該是正確的，又稱之為樣本對母群體的不偏估計(unbias estimation)。但是，如果所選出的樣本及使用的方法均有偏差，則用樣本來估計母群體便有可能會產生抽樣誤差(sampling error)，而容許多少誤差的存在是抽樣過程中必須考量的一項重要因素。

13-2 抽樣的專有名詞解釋

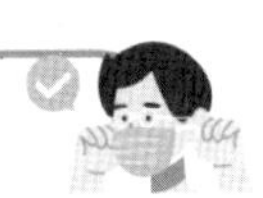

1. **母群體或研究母群體**(population; source population)：若由班級／城市／選區中選取一些學生／家戶／選民作為樣本，則這些班級／城市／選區便稱之為母群體，亦即研究真正有興趣或關心的對象。

2. **樣本**(sample)：真正進行研究的學生／家戶／選民等較小團體稱之樣本，我們可以從這些樣本身上獲得研究所需的資訊，並加以估計其母群體平均身高、平均收入或選舉結果。
3. **樣本數**(sample size)：係指研究中所選取之學生／家戶／選民的人數或數量。
4. **抽樣方法**(sampling design or strategy)：亦即選取學生／家戶／選民的方法。
5. **抽樣單位**(sampling unit)：每一個學生／家戶／選民則稱之。
6. **抽樣架構**(sampling frame)：通常係指每一個學生／家戶／選民的抽樣名冊。
7. **樣本的統計量**(sample statistics)：透過樣本所收集的資訊我們可估計學生的平均身高（從選出學生進行測量所獲得的資訊計算而得）、城市中家庭的平均所得（從參與研究的家庭中所獲得的資訊計算而得）及預期的選舉結果（從受訪的選民中獲得的資訊計算而得）。而樣本的統計量便是研究中用以估計所欲研究母群體的重要基礎。
8. **母數**(population parameters)：亦即所想要研究或探討母群體的特性，如班上同學的平均身高、住在城市中家戶的平均所得以及選舉的可能結果。

13-3 抽樣的原則

1. **原則一**：大多數的抽樣過程中，樣本的統計量與母群體的真正母數間通常都有一些差異存在，而其主要的原因為選擇的樣本不同所造成。

範例 1

假設有四個人：A、B、C 及 D。A 現年 18 歲，B 現年 20 歲，C 現年 23 歲，D 現年 25 歲，當我們知道他們個別的年齡後便可計算出其平均年齡。原則上我們只需要將 18+20+23+25=86，再除以 4 便可求出其平均年齡，亦即 A、B、C 及 D 四人的平均年齡為 21.5 歲（母群體真正平均年齡）。

範例 2

假設我們現在想從四個人中選出兩人作為樣本，以估計這四個人的平均年齡，若以組合的理論來配對，則有六種可能的組合。我們可分別計算出每一組樣本的平均年齡：

組合 1：A+B=18+20=38÷2=19.0 歲。

組合 2：A+C=18+23=41÷2=20.5 歲。

組合 3：A+D=18+25=43÷2=23.5 歲。

組合 4：B+C=20+23=43÷2=23.5 歲。

組合 5：B+D=20+25=45÷2=22.5 歲。

組合 6：C+D=23+25=48÷2=24.0 歲。

表 13-1　樣本統計量與母群體平均數間的差異

樣本組合	樣本平均值(1)（樣本統計量）	母群體平均值(2)（母數）	(1)與(2)間的差
1	19.0	21.5	−2.5
2	20.5	21.5	−1.5
3	21.5	21.5	0.0
4	21.5	21.5	0.0
5	22.5	21.5	+1.0
6	24.0	21.5	+2.5

由表 13-1 得知每一組樣本組合所計算出來的平均年齡都不盡相同。若將這些樣本的統計量與四個人的平均年齡加以比較，母群體年齡平均值（母數）為 21.5 歲，而所有可能的六種樣本組合，只有 2 個樣本組合年齡的平均值與母群體年齡平均值相同，其他樣本組合年齡的平均值與母群體年齡平均值有些差異，這就是所謂的抽樣誤差。

2. **原則二：**樣本數越大，則所估計的母群體母數越正確。

範例 3

若我們將抽樣的樣本數由二個人增加為三個人，如此則有共四種可能的組合。

組合 1：A+B+C=18+20+23=61÷3=20.67 歲。

組合 2：A+B+D=18+20+25=63÷3=21.00 歲。

組合 3：A+C+D=18+23+25=66÷3=22.00 歲。

組合 4：B+C+D=20+23+25=68÷3=22.67 歲。

表 13-2 樣本統計量與母群體平均數間的差異

樣本組合	樣本平均值(1)（樣本統計量）	母群體平均值(2)（母數）	(1)與(2)之間的差
1	20.67	21.5	-0.83
2	21.00	21.5	-0.5
3	22.00	21.5	+0.5
4	22.67	21.5	+1.17

我們比較表 13-1 與 13-2 中兩表所計算出的樣本年齡平均值與母群體年齡平均值間的差異，可發現在表 13-1 中，樣本統計量與母群體平均數間的差異在-2.5~+2.5 歲，而在表 13-2 中，樣本年齡平均值與母群體年齡平均值間的差異則在-0.83~+1.17 歲，很顯然在表 13-2 中樣本統計量與母群體平均數間差異減小了，而此差異的減小則在於樣本數的增加。

3. **原則三**：所欲研究的母群體變項其差異越大，則樣本統計值與母群體平均值間的差異越大。

範例 4

假設四個人的年齡都不相同：A=18、B=26、C=32 及 D=40；換句話說，母群體中每一個人，其年齡均有顯著的差異。

若我們依照相同的步驟，第一次先選擇二個人為樣本，然後再一次以三個人為樣本，重覆上述步驟，我們將會發現第一次選擇二個人為樣本時，其樣本年齡平均值與母群體年齡平均值間的差異在-7~+7 歲，而在選三個人為樣本時，其樣本年齡平均值與母群體年齡平均值間的差異在-3.67~+3.67 歲。

由此可見範例 4 中兩個例子的差異範圍比先前範例 2 和範例 3 的差異範圍都大，此與母群體中的四個個體其彼此間有很大差異有關。

13-4 影響樣本推論母群體的因素

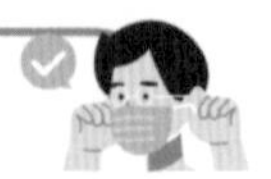

由原則二、三可知，以樣本的統計量來推論母群體與下列因素有關：

1. **樣本數大小**：樣本數越大，其所推論的母群體越正確。
2. **抽樣母群體變異的範圍**：對於所要研究的母群體特質，其變異越大，則樣本所估計的母群體特質越不準確（一般而言，標準差越大，其標準誤便隨之越大）。如果對於所要研究母群體之特質，其同質性越大，即使是小樣本，一樣也能得到合理且良好的不偏估計；但若抽樣母群體特質的異質性很大，若想要得到與前述相同程度良好的不偏估計，則必須有較大的樣本數。當然，如果母群體中的每一個個體都一樣，即使只抽取一個個體，也能得到正確的估計，故此原則即是，對於所要研究母群體的特質，其變異越大，則其對母群體特質的估計越不準確。

13-5 抽樣的類型

抽樣的類型可簡單的分成三大類型：(1)隨機／機率抽樣；(2)非隨機／非機率抽樣；(3)混合抽樣。

一、隨機／機率抽樣

隨機或機率抽樣，係指母群體中的每一個個體被抽出的機會都是相等且獨立的。相等是指母群體中每一個個體被抽出的機率都一樣，也就是被選出成為樣本的個體並不會受到其他因素的影響，如個人的喜好。而獨立意謂著每一個個體互不影響彼此是否被抽出。

假設有一個班級共有 80 位學生，研究者原本想要全班學生都參與該項研究，但有 20 位學生不願意，因此只能選擇 60 位學生成為研究樣本。若這 20 位拒絕參與研究的學生，對研究的議題有很強烈的看法，但卻無法在研究中反應出他們的意見，這 20 位拒絕參與研究的學生，則意謂著全班 80 位同學被選出的機率並不相等，也就是所選出的樣本並無法代表整個班級。

假設班上有五位同學是非常親近的朋友，其中有一位被選出成為樣本中的一員，但他不願參加該項研究，只因為這位同學其他四個人便可能未能被選出，因此研究者必須強迫同時選擇他們五位或全都不選，則所抽選出的樣本便不能稱為獨立樣本，因為其中有部分學生的抽出必須依賴其他人也被抽出。在這種情況下，研究者被迫去包括或拒絕母群體中的部分個體，則所抽出的樣本便不能被視為是獨立的，因此便無法代表整個母群體。

一個隨機／機率樣本，必須能夠代表研究的母群體，且同時符合上述兩大要件，如果不行，則研究便會產生誤差。

1. 隨機抽樣的方法

(1) 籤筒：若整個母群體的數量並不大，最簡單的方式便是製作與母群體相同數量的號碼球或籤，然後將之全部置入籤筒中，逐一抽出直到研究者所想要的樣本數。這種方法經常用於彩券的抽獎。

(2) 電腦程式抽樣。

(3) 亂數表抽樣：大多數統計學的書中都會附上一張亂數表（見附表）。研究者可使用亂數表來抽出所需要的樣本，其進行步驟如表 13-3 所示。

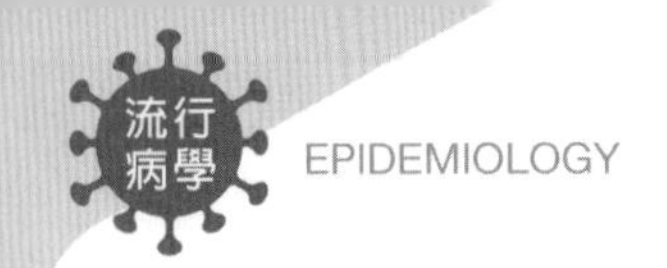

表 13-3 以亂數表來抽樣的步驟

步驟	進行事項
I	確認母群體中所有抽樣單位的數量，如 50, 100, 430, 795, 1,265……；研究母群體中抽樣單位的總數可能有四位數或更多位數（假如母群體中抽樣單位的總數是 9 或小於 9，則其為一位數；假如抽樣單位總數是 99 或小於 99，則其為二位數，以此類推）
II	將每一個抽樣單位予以編號，且從 1 號開始編
III	假如亂數表超過一頁，則隨機選擇一頁作為起始頁，然後再從該頁中隨機選擇一個行與列的交會點為起始點，便由此開始進行
IV	根據母群體中所有抽樣單位數量的位數，從亂數表中隨機選擇相同位數的數字
V	決定樣本的大小
VI	從亂數表中抽選樣本所需數量的抽樣單位。假如有重複抽選出相同的數字，則放棄此數字，再抽下一個

範例 5

假設研究母群體中有 256 個人，首先將每一個人予以編號，從 1 到 256。隨機選取亂數表的起始頁，從此頁中設定起始行或列，然後一次選擇的數字必須為三位數。假設研究者確定從第九行的末三位數開始選起，且打算抽出母群體的百分之十為樣本（25 個人），若開始抽樣第一個數字 049，此數小於 256，因此母群體中編號第 49 位的這個人便抽出成為樣本的一員；第二個數字 319，其大於 256，因此無法選擇此數字（因無此編號的人），相同概念，依此類推，758、589、507、483、487 及 540 均不能選，而 232 在母群體架構中，因此可被選。相同的，一直依照這樣的步驟進行下去，將會選出 052、029、065、246、161，其中會抽到兩次 029，則放棄第二個 029（因為已被抽出），再往下抽，直到抽出 25 個人為止。假如抽選時已到一行之底時，則可換下一行，或隨機再抽選一行，再繼續開始。另外，有很多電腦程式亦能協助研究者來進行抽樣。

2. **隨機／機率抽樣的種類**：常用隨機抽樣的種類有三種：

(1) 簡單隨機抽樣(simple random sampling, SRS)：母群體中的每一個個體被抽出的機率都是相等且獨立的，其進行步驟如表 13-4 所示。

表 13-4 簡單隨機抽樣的步驟

步 驟	進行事項
I	確定母群體中的每一個抽樣單位，並予以編號
II	決定樣本大小(n)
III	以籤筒、亂數表、或電腦程式來抽選樣本(n)

範例 6

假設班上有 80 位學生，第一步便是將這 80 位學生予以編號，從 1 到 80。若研究者想以簡單隨機抽樣的方法隨機抽出 20 位學生，則可使用籤筒、亂數表或電腦程式。而這 20 位學生便是研究調查的樣本。

(2) 分層隨機抽樣(stratified random sampling)：在分層隨機抽樣中，研究者試圖將母群體中研究特質同質性較高的的分為一層，以這種方式來分層的特質，必須是明確且清晰的。例如以性別作為分層就比以年齡、收入、或態度作為分層來得簡單。

另外，作為分層的特質，必須與研究所欲探討的主要變項有關係，一旦母群體被分成互不重疊的一些次團體時，研究者便可以簡單隨機抽樣的方法，從各種分層中抽出所需的樣本。

分層抽樣的類型有兩種：分層等比例抽樣(stratified proportional sampling)及分層非比例抽樣(stratified non-proportional sampling)。分層比例抽樣係指每一層所抽出來的個數，是依據每一層佔整個母群體的比例乘上所欲抽出的樣本總數而來；而分層非比例抽樣，則無須考慮每一層的大小及其佔母群體的比例。圖 13-2 可說明分層抽樣的步驟。

步驟 I　確認母群體中的每一個抽樣單位。

步驟 II　決定母群體的分層(k)。

步驟 III　將母群體中的每個個體分到適當的分層中。

步驟 IV　將每個分層內的個體分別予以編號。

步驟 V　決定樣本大小(n)。

步驟 VI　決定使用比例或非比例分層抽樣，再分別以下列步驟完成。

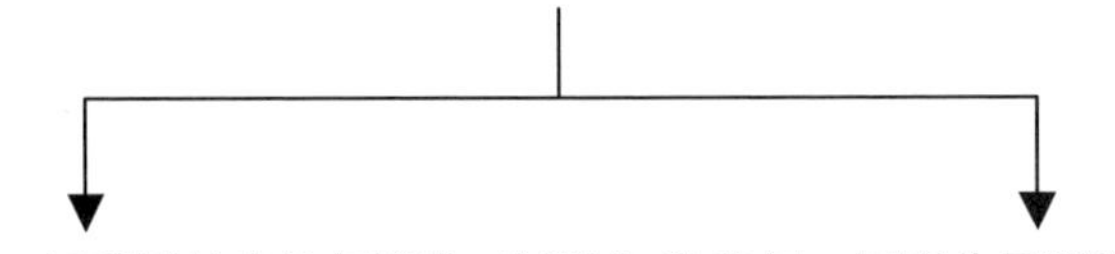

步驟 VII　決定每一層所需抽出的個體數

$$個體數 = \frac{樣本大小(n)}{分層數(k)}$$

步驟 VIII　以簡單隨機抽樣抽出每一層所需的個體數。

分層非比例抽樣

無須考慮每一層的大小及其所佔母群體的比例

步驟 VII　決定每一層所佔母群體的比率

$$(p) = \frac{每一個分層的個體數(\#)}{母群體個體總數}$$

步驟 VIII　決定每一分層所需抽出的個數（樣本數）×(p)。

步驟 IX　以簡單隨機抽樣抽出每一層所需的個體數。

分層比例抽樣

每一層所抽出來的個數是依據每一層佔母群體的比例乘上所欲抽出的樣本總數

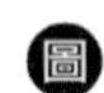13-2　分層抽樣的步驟

(3) 集束抽樣(cluster sampling)：簡單隨機抽樣及分層抽樣，研究者通常可確認出母群體中的每一個個體；如果母群體很小，便很容易以上述的方法來抽樣，但若是母群體很大，例如一個城市、州或國家，要確認每一個抽樣個體便會非常困難且昂貴。在這種情況下，使用集束抽樣較為適當。

集束抽樣主要是研究者可將抽樣母群體分成若干個小團體，每一個小團體便稱之為一個集束，然後使用簡單隨機抽樣的方式，在每個集束中抽出所需的樣本數。集束的形成可以地理位置的鄰近性為基礎，或是以共同的特質，而這些特質與研究的主要變項是相關的（就如同分層抽樣）。依據劃分集束的層次，有時可能要在不同的層次抽樣，不同的層次構成劃分集束的不同階段（單階、雙階、或多階）。

範例 7

假如研究者想調查大學生對臺灣高等教育問題的態度，高等教育機構在臺灣各縣（市）都有。另外，還有各種不同型態的高等教育機構，如大學、科技大學、學院、技術學院等等。在每一個教育機構中，對大學部及研究所都提供各種不同的課程，每一個學術專業都要求二到七年的修業時間，可以想像此工程之浩大。在此情形下想要抽出一個隨機樣本，集束抽樣便非常有用。

例如，研究者可用簡單隨機抽樣的方式，在每一個縣（市）都抽出一所大學、一所科技大學、一所學院及一所技術學院，然後，在同一個教育機構中以隨機的方式抽選一個或多個系，而在同一個系中可抽選特定年級的學生，也可依據年級的比例來抽出學生。這種抽樣的方式便稱之為多階段集束抽樣。

二、非隨機／非機率抽樣

非機率抽樣係指在抽出母群體的個體時並未依據機率理論。而當母群體中抽樣單位的個數未知或是無法個別確認時，我們便會使用非機率抽樣。在這些情況下，抽樣就會有其他的考量。非隨機的抽樣可分為四大類：(1)定額抽樣(quota sampling)；(2)偶遇抽樣(accidental sampling)；(3)立意抽樣(judgmental or purpose sampling)；(4)滾雪球抽樣(snowball sampling)。

1. **定額抽樣**(quota sampling)：定額抽樣的主要考量在於研究者能夠很容易接近母群體，另外則是方便，亦即研究者所受到母群體一些顯而易見的特質所引導，例如性別或種族。樣本的選擇主要是對研究者有地利之便，或是正好有人符合研究所需特質，便會邀請參與這項研究。如此的過程持續進行，直到研究所需的人數（定額）已滿為止。

範例 8

假設研究者想要瞭解原住民學生對於學校提供給他們的設備的滿意程度，站在一個最方便的地點，當看到原住民學生時便詢問他的意見，直到人數符合研究所需的樣本數為止。

這種抽樣方式優點包括：(1)花費最少的抽樣方法；(2)不需要任何有關母群體的資訊，例如抽樣架構、母群體內的所有抽樣單位、他們位在何處，或是其他有關抽樣母群體的訊息；(3)可以保證所抽選的人確為研究所需要的人。而其缺點為：(1)所抽出的樣本並非為隨機樣本；(2)樣本的研究結果無法推論到母群體，因此可能無法真正代表母群體。

2. **偶遇抽樣**(accidental sampling)：偶遇抽樣亦是基於與母群體接近的便利性。然而，定額抽樣試圖將具有顯而易見特質的個體納入樣本中，但偶遇抽樣並無此種意圖。這種抽樣方式經常用於市場調查研究及新聞報導當中。它與定額抽樣的優缺點相似。

3. **立意抽樣**(judgmental or purpose sampling)：立意抽樣基本的考量在於研究者判斷誰能夠提供最佳的資訊來達成研究的目的。研究者僅選擇可能具有所需資訊的人來加以訪問。當我們想建構歷史真相、描述現象或發展一些鮮為人知的事時，立意抽樣便非常有用。

4. **滾雪球抽樣**(snowball sampling)：滾雪球抽樣乃是使用網絡來選擇樣本的過程。其最先是從一個團體或組織的一些人開始，所需的資訊也是從他們開始蒐集而來，然後他們會詢問團體或組織中的其他人誰能提供最豐富的資訊。透過這種像滾雪球方式不斷產生的名單便成為樣本。這個過程會一直持續直到所需的資料觀點已達飽和，也就是我們所需的資料已經蒐集完整。

   假如我們對所要研究的團體或組織所知有限，則此種抽樣方式便非常有用，因為僅需與一小部分的人接觸，他們便能指引我們蒐集到團體中其他重要的資訊來源者。這種抽樣方法最適合用於研究如何溝通型態、決策或團體中知識的傳播等議題。無論如何，此種抽樣方法仍有其缺點。整體樣本的選擇有賴於第一次所接觸到的這些人，假如這些人屬於某一個特定派別或有強烈的偏見，則研究便會產生偏誤。

三、混合抽樣設計

1. **系統抽樣設計(systematic sampling)**：系統抽樣可歸類為「混合抽樣」，因為這種抽樣方式兼具隨機與非隨機抽樣的特質。在系統抽樣中，抽樣的架構可分成數個小段，稱為等距(intervals)，然後從第一個等距中以簡單隨機抽樣的方法抽出第一個樣本，接下來從其他等距中抽出個體的次序。假設在第一個等距中所抽出的個體是第五順位的個體，則接下來的各個等距中的第五順位的個體也須一併被抽出。第一個等距中所抽出的個體是符合隨機抽樣的原則，然而後續等距中所抽出的個體，是由第一個等距中被抽出的個體所決定，並不能稱為隨機樣本。因此，此種抽樣方法只能被歸類為「混合抽樣」。系統抽樣的程序如下：

表 13-5　系統抽樣的步驟

步驟	進行事項
I	準備研究母群體值中包含所有抽樣單位(N)的名冊
II	決定樣本大小(n)
III	決定等距的寬度 $= \dfrac{\text{所有母群體(N)}}{\text{樣本大小(n)}} = (K)$
IV	用簡單隨機抽樣，從第一個等距中抽選出一個樣本
V	從其他等距中抽出相同順位的個體

範例 9

假如班上有 50 位學生，研究者想以系統抽樣的方式從中選取 10 位學生，第一步便是決定等距的寬度(K=50÷10=5)，此表示每 5 位學生中你必須抽出 1 位。研究者可以簡單隨機抽樣的方法從第一個等距中抽出 1 位學生。假設抽出第三位同學，則其餘等距中的第三位同學也同時被抽出。

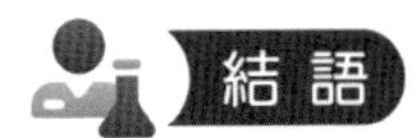

結語

抽樣理論中最重要的一項原則就是在其他條件都相同的情形下，樣本數越大，則其所估計的母群體母數越正確。我們可將抽樣方法歸納為隨機／機率抽樣；非隨機／非機率抽樣及「混合」抽樣三大類。隨機或機率抽樣，代表母群體中的每一個抽樣單位被抽出的機會均相等且獨立。而隨機抽樣的類型有三：簡單隨機抽樣、分層隨機抽樣、及集束抽樣。非隨機抽樣的類型有四：定額抽樣、偶遇抽樣、立意抽樣及滾雪球抽樣。系統抽樣亦可被歸類為「混合抽樣設計」，因為此種抽樣方式兼具隨機與非隨機抽樣的特質。

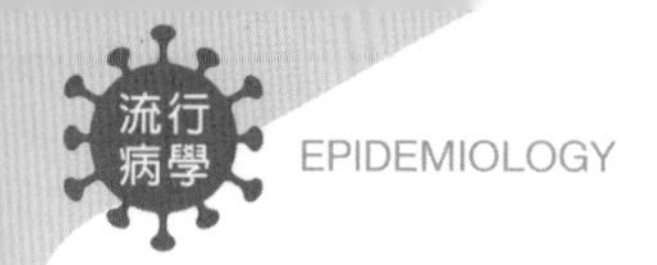

附表 亂數表

	1	2	3	4	5	6	7	8	9	10
1	51449	39284	85527	67168	91284	19954	91166	70918	85957	19492
2	16144	56830	67507	97275	25982	69294	32841	20861	83114	12531
3	48145	48280	99481	13050	81818	25282	66466	24461	97021	21072
4	83780	48351	85422	42978	26088	17869	94245	26622	48318	73850
5	95329	38482	93510	39170	63683	40587	80451	43058	81923	97072
6	11179	69004	34273	36062	26234	58601	47159	82248	95968	99722
7	94631	52413	31524	02316	27611	15888	13525	43809	40014	30667
8	64275	10294	35027	25604	65695	36014	17988	02734	31732	29911
9	72125	19232	10782	30615	42005	90419	32447	53688	36125	28456
10	16463	42028	27927	48403	88963	79615	41218	43290	53618	68082
11	10036	66273	69506	19610	01479	92338	55140	81097	73071	61544
12	85356	51400	88502	98267	73943	25828	38219	13268	09016	77465
13	84076	82087	55053	75370	71030	92275	55497	97123	40919	57479
14	76731	39755	78537	51937	11680	78820	50082	56068	36908	55399
15	19032	73472	79399	05549	14772	32746	38841	45524	13535	03113
16	72791	59040	61529	74437	74482	76619	05232	28616	98690	24011
17	11553	00135	28306	65571	34465	47423	39198	54456	95283	54637
18	71405	70352	46763	64002	62461	41982	15933	46942	36941	93412
19	17594	10116	55483	96219	85493	96955	89180	59690	82170	77643
20	09584	23476	09243	65568	89128	36747	63692	09986	47687	46448
21	81677	62634	52794	01466	85938	14565	79993	44956	82254	65223
22	45849	01177	13773	43523	69825	03222	58458	77463	58521	07273
23	97252	92257	90419	01241	52516	66293	14536	23870	78402	41759
24	26232	77422	76289	57587	42831	87047	20092	92676	12017	43554
25	87799	33602	01931	66913	63008	03745	93939	07178	70003	18158
26	46120	62298	69126	07862	76731	58527	39342	42749	57050	91725
27	53292	55652	11834	47581	25682	64085	26587	92289	41853	38354
28	81606	56009	06021	98392	40450	87721	50917	16978	39472	23505
29	67819	47314	96988	89931	49395	37071	72658	53947	11996	64631
30	50458	20350	87362	83996	86422	58694	71813	97695	28804	58523
31	59772	27000	97805	25042	09916	77569	71347	62667	09330	02152
32	94752	91056	08939	93410	59204	04644	44336	55570	21106	76588
33	01885	82054	45944	55398	55487	56455	56940	68787	36591	29914
34	85190	91941	86714	76593	77199	39724	99548	13827	84961	76740
35	97747	67607	14549	08215	95408	46381	12449	03672	40325	77312
36	43318	84469	26047	86003	34786	38931	34846	28711	42833	93019
37	47874	71365	76603	57440	49514	17335	71969	58055	99136	73589
38	24259	48079	71198	95859	94212	55402	93392	31965	94622	11673
39	31947	64805	34133	03245	24546	48934	41730	47831	26531	02203
40	37911	93224	87153	54541	57529	38299	65659	00202	07054	40168
41	82714	15799	93126	74180	94171	97117	31431	00323	62793	11995
42	82927	37884	74411	45887	36713	52339	68421	35968	67714	05883
43	65934	21782	35804	36676	35404	69987	52268	19894	81977	87764
44	56953	04356	68903	21369	35901	86797	83901	68681	02397	55359
45	16278	17165	67843	49349	90163	97337	35003	34915	91485	33814
46	96339	95028	48468	12279	81039	56531	10759	19579	00015	22829
47	84110	49661	13988	75909	35580	18426	29038	79111	56049	96451
48	49017	60748	03412	09880	94091	90052	43596	21424	16584	67970
49	43560	05552	54344	69418	01327	07771	25364	77373	34841	75927
50	25206	15177	63049	12464	16149	18759	96184	15968	89446	07168

測驗解答

ANSWER

CHAPTER 1

1. a
2. a

CHAPTER 2

1. (1) a
   (2) b
2. d
3. c
4. e
5. (1) c
   (2) b
   (3) d
6. a
7. c
8. (1) c
   (2) b

CHAPTER 3

1. (1) 5/1000
   (2) 30%
2. (1) C
   (2) C
3. e
4. b
5. b
6. d
7. d
8. (1) d
   (2) b
9. d

CHAPTER 4

1. d
2. c
3. e
4. d

CHAPTER 5

1. (1) 72%
   (2) 84%
   (3) 69.2%
2. d
3. d
4. b
5. (1) 3.3%
   (2) b
6. (1) 70%
   (2) 57%
   (3) 40%
   (4) b
7. (1) d
   (2) a
   (3) e

CHAPTER 6

1. c
2. 54.75%
3. c
4. b
5. c

CHAPTER 7

1. e
2. e
3. c
4. b
5. e
6. c
7. c
8. e

CHAPTER 8

1. d
2. a
3. c
4. a
5. b
6. c

CHAPTER 9

1. c
2. a
3. c
4. b
5. c
6. d
7. e
8. c

CHAPTER 10

1. 15.25
2. e
3. (1) d
   (2) e
4. (1) b
   (2) d
5. (1) 4.5
   (2) 6.33
   (3) 1:7 (.143)
6. b
7. (1) 27.5/1000
   (2) 85%
8. (1) 3.6/1000
   (2) 78.3
9. a
10. e

CHAPTER 11

1. d
2. (1) 9.6/1000
   (2) e
3. e
4. (1) c
   (2) b
   (3) e
5. e
6. (1) 17.5/1000
   (2) 19.5/1000
7. e

CHAPTER 12

1. c
2. (1) 12
   (2) 18.7
   (3) 9；6.2
3. d

索引 INDEX

D

E

F

G

H

I

J

K

L

M

N

O

P

Q

R

S

T

U

V

W

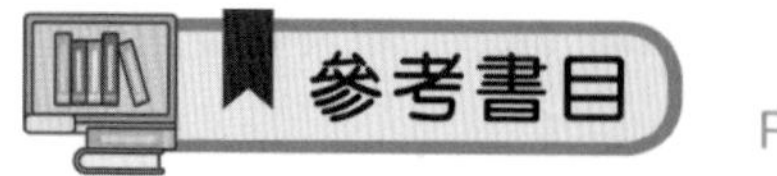

REFERENCE

周碧瑟(1999)．*現代流行病學*（二版）．合記。

陳品玲(2019)．*流行病學概論*（三版）．匯華。

David D Celentano, Moyses Szklo (2018) *Gordis Epidemiology* (6th ed.). Elsevier Paperback ISBN: 9780323552295; eBook ISBN:9780323552318

Rothman K. J., Greenland S. (2012). *Modern Epidemiology* (3rd ed.). Lippincott- Raven Publishers. Philadelphia.

Szklo M., Nieto J. (2012). *Epidemiology beyond the basics* (3rd ed.). Aspen Publishers. Gaithersburg.

-MEMO-

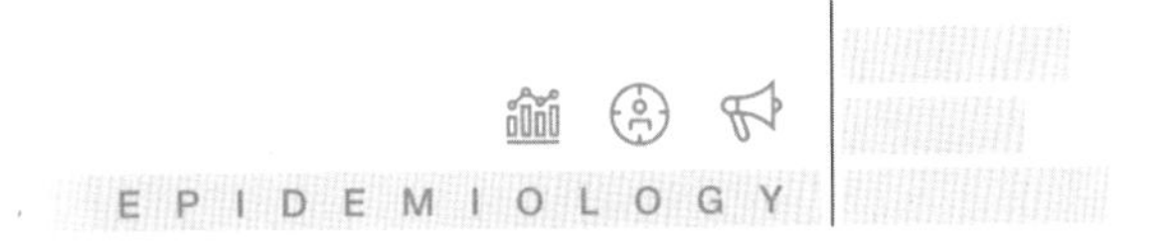

-MEMO-

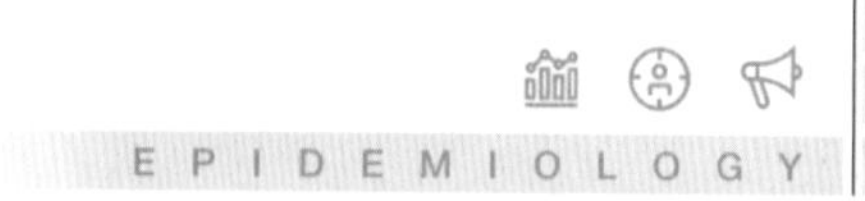

-MEMO-

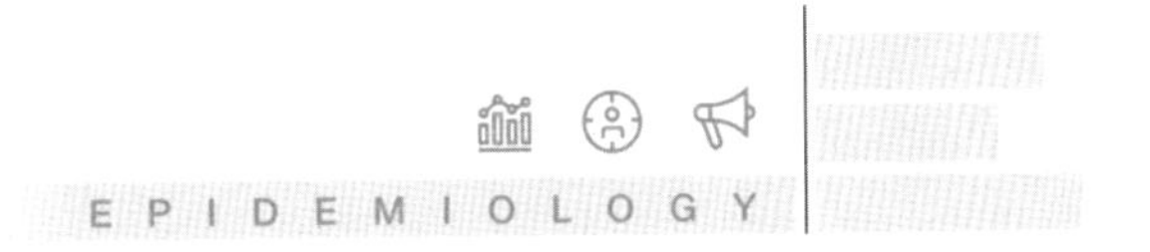

-MEMO-

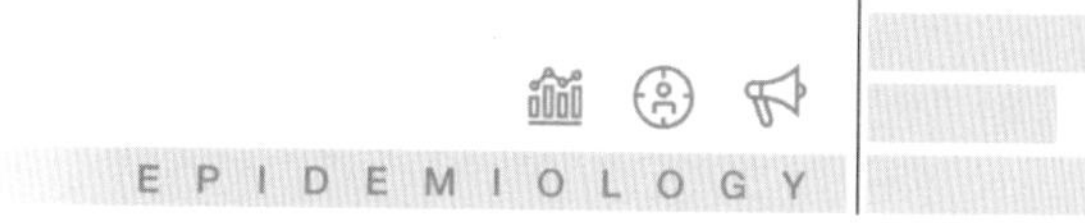

-MEMO-

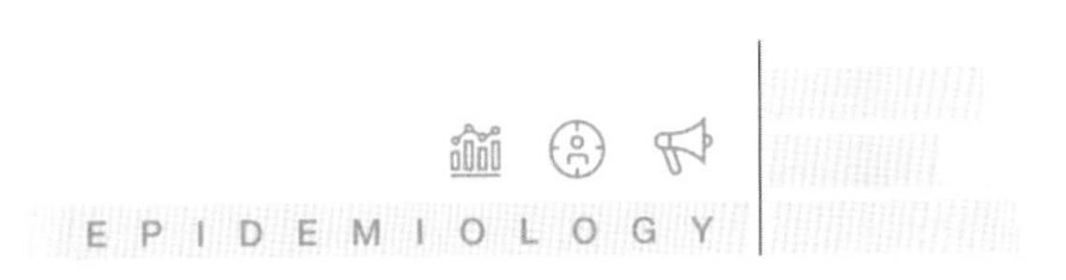

-MEMO-

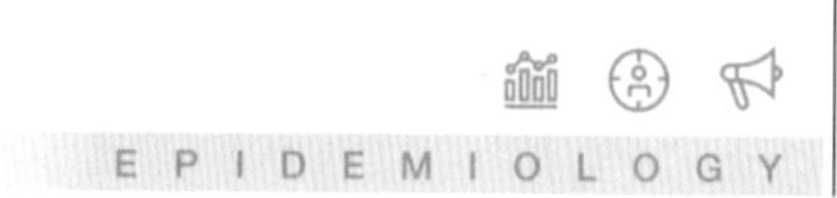

-MEMO-

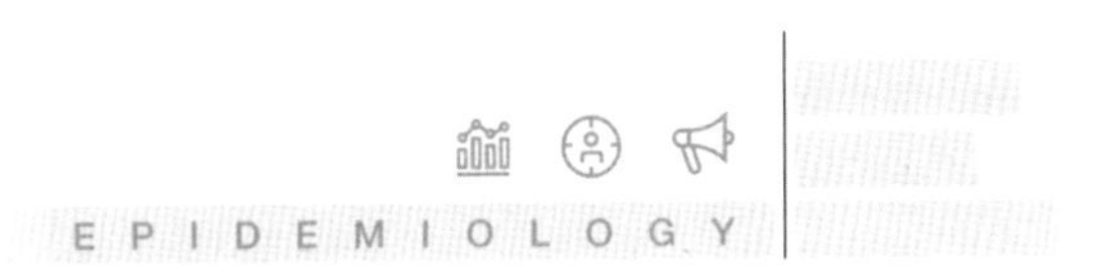

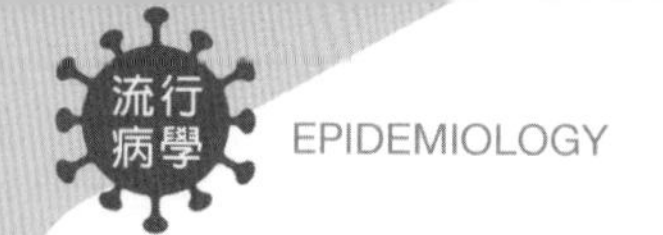

-MEMO-

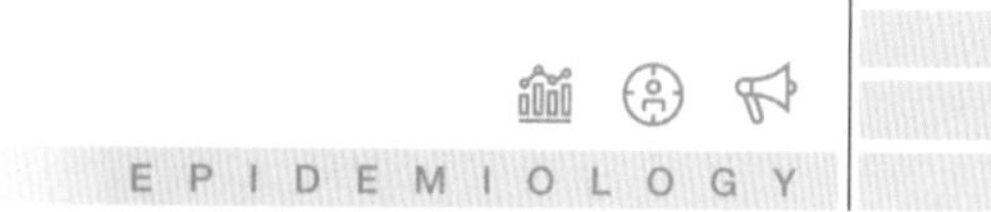

-MEMO-

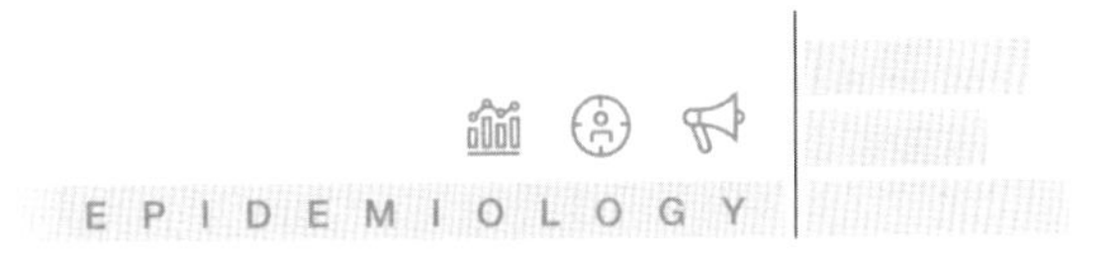

國家圖書館出版品預行編目資料

流行病學／黃彬芳, 陳美伶編著. －第十版. －
新北市：新文京開發出版股份有限公司，
2024.05
面； 公分

ISBN 978-626-392-013-2（平裝）

1. CST: 流行病學

412.4 113004948

流行病學（十版） （書號：**B250e10**）

編 著 者	黃彬芳、陳美伶
出 版 者	新文京開發出版股份有限公司
地 址	新北市中和區中山路二段 362 號 9 樓
電 話	(02) 2244-8188（代表號）
F A X	(02) 2244-8189
郵 撥	1958730-2
初 版	西元 2005 年 04 月 10 日
第 六 版	西元 2011 年 08 月 31 日
第 七 版	西元 2014 年 09 月 15 日
第 八 版	西元 2016 年 09 月 01 日
第 九 版	西元 2021 年 05 月 20 日
第 十 版	西元 2024 年 05 月 01 日

建議售價：450 元

法律顧問：蕭雄淋律師

ISBN 978-626-392-013-2

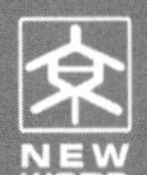
NEW
WCDP